대한민국 명의의
5대 암과 해독 특강

박수경 · 김보경

KBS 〈아침마당〉, 〈TV유치원하나둘셋〉, 〈후토스〉, EBS 〈딩동댕 유치원〉, JTBC 〈행복카페〉 집필
현재─MBN〈천기누설〉, 〈엄지의 제왕〉, 〈나는 자연인이다〉, EBS 〈모여라 딩동댕〉, 〈보니하니〉,
애니메이션 〈발루뽀〉 작가

〈엄지의 제왕〉
대한민국 명의의
5대 암과 해독 특강

초판 1쇄 발행   2015년 8월 3일

지은이   MBN 〈엄지의 제왕〉 제작팀
정리   박수경 김보경
편집   김영혜 권지숙

발행인   곽철식
발행처   (주)다온북스컴퍼니
출판등록   2014년 9월 18일 · 제2014-000247호

주소   서울 마포구 동교로 144, 5층
전화   02-332-4972
팩스   02-332-4872

인쇄와 제본   (주)M프린트

ISBN   979-11-86182-23-9 (14510)
          979-11-86182-16-1 (세트)

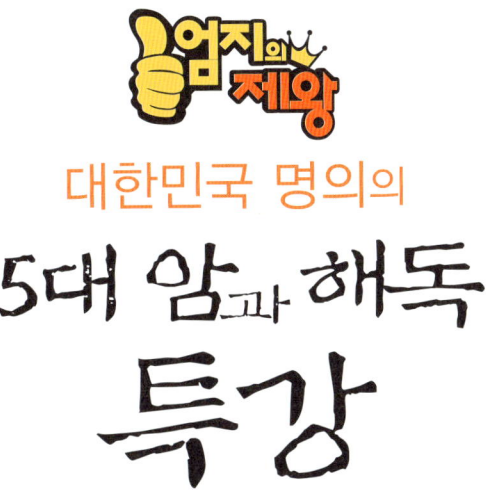

대한민국 명의의

5대 암과 해독 특강

MBN 〈엄지의 제왕〉 제작팀 지음

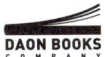

DAON BOOKS
COMPANY

모든 환자는 자신의 몸 안에 최고의 의사(醫師)가 있다

질병과 습관이 얼마나 밀접한 관련이 있는지를 미처 알지 못하던 시절이 있었습니다. 고혈압, 당뇨병, 고지혈증과 같은 진단을 받으면 아무런 의심 없이 병원에 가서 약으로 모든 것을 해결하려는 사람들이 많았습니다. 하지만 병의 근본 원인을 해결하지 않고 약으로 수치만 개선하니 평생 약을 먹으면서 다양한 부작용에 시달리게 됩니다.

그런 추세를 반영하듯 오늘날 고혈압, 당뇨병, 고지혈증, 암, 심장병, 중풍, 아토피, 비염, 천식, 알레르기 질환 등 만성 질환자들로 넘쳐나서 국민 건강의 위기를 초래하였고, 국가 경제에도 큰 부담으로 작용하고 있습니다.

다행스럽게도 MBN의 〈엄지의 제왕〉 프로그램 덕분에 국민들의 건강의식이 많이 변화되고 있다는 것을 피부로 느낄 수 있습니다. 약 대신 밥상을 바꾸고 병원보다 생활습관의 변화가 우선이라는 생각에 공감하는 환자들이 늘어나고 있어 참으로 다행이라는 생각이 듭니다.

와타나베 쇼도 〈기적의 니시건강법〉에서 "병은 약으로 낫는 것이 아니라 스스로의 생명력으로 낫는다. 이처럼 스스로 병을 고치는 힘을 '자연치유력'이라고 한다"고 말했습니다. 인체는 어떤 환경에서도 항상 건강을 유지하려는 항상성을 가지고 있습니다. 인체는 체온과 혈압, 혈당, 콜레스테롤 이외에도 산소, 수분, 염분, 체액이 균형을 이루면서 늘 건강한 상태를 유지할 수 있도록 스스로를 조율합니다. 즉, 모든 기관과 유기적으로 움직이고 있기 때문에 고혈압, 당뇨병, 암을 비롯한 각종 질환도 자연치유력과 항상성을 일깨워 스스로가 치료해야 한다는 것이 저의 소신입니다.

환자들이 가장 궁금해 하는 것은 바로 '내 몸이 언제쯤 좋아질 수 있을까?', '완전히 나을 수 있을까?'일 것입니다. 그에 대한 저의 답은 한결같습니다. 지금 바로 수술을 해야 하는 응급환자가 아닌 이상 모든 환자는 스스로의 노력으로 개선이 가능하다고 말입니다. 인체의 면역력이 살아 있고, 스스로 노력해 나간다면 우리 몸은 언제든지 정상을 되찾을 준비를 하고 있습니다.

이런 저의 확신이 단지 듣기 좋은 위로가 아니라, 인체의 놀라운 능력이며 누구에게나 적용되는 '사실'임을 매번 〈엄지의 제왕〉 방송을 보면서 확인할 수 있었습니다. 〈엄지의 제왕〉은 매회 다른 프로젝트를 진행하면서 '질병은 스스로의 자연치유력으로 나을 수 있다'는 믿음을 방송을 통해 입증하고 사실을 보여주었습니다. 그것이 바로 여타의 건강 프로그램과 MBN의 〈엄지의 제왕〉이 구별되는 점입니다. 짧게는 2주부터 길게는 4개월, 6개월까지 사례자를 객관적으로 추적 관찰하여 실제로 유용한 건강 정보를 주고 있으니 대단히 유익한 프로그램입니다.

서양 의학의 아버지인 히포크라테스도 '모든 환자는 몸 안에 자신만의 의사가 있다. 환자 몸 안에 각각 자리 잡고 있는 의사에게 일할 기회를 주는 것이 의사가 해야 할 최상의 임무다'라고 말한 바 있습니다. 저

역시 전적으로 이 말을 믿으며 환자 스스로의 자연치유력으로 병이 나을 수 있는 길을 끊임없이 연구하여 제시할 것입니다. 그 길에 〈엄지의 제왕〉과 같은 건강과 치유의 근본적 방법을 제시하는 프로그램을 만날 수 있어 기쁘기 그지없습니다.

〈엄지의 제왕〉은 지금도 건강 정보에 관한 최고의 프로그램이기 때문에 많은 사랑을 받고 있지만, 앞으로도 더 많은 사랑과 관심을 받는 프로그램이 되길 진심으로 바랍니다.

이 책에는 〈엄지의 제왕〉에서 다룬 건강법 가운데 정수만을 모았습니다. 특히 전문가의 조언과 사례자의 경험이 풍부하게 실려 있어 집에서 누구나 쉽게 적용하면 좋을 것입니다. 이 책의 최고의 건강 정보를 통해 많은 사람들이 자연치유력으로 질병을 극복할 수 있게 되길 진심으로 기원합니다.

국민의 한 사람으로 오늘의 사랑을 받기까지 수고하신 민성욱 PD님을 비롯한 여러 PD님들, 홍수연 작가님을 비롯한 여러 작가님들과 스태프분들의 노력과 수고에 진심으로 감사의 마음을 전합니다.

선재광 원장

내 몸의 주인은 나입니다

병에 걸린 환자든 아직 건강한 사람이든 누구나 자신의 몸 상태를 궁금해 하고 병에 걸렸다면 또 치료법을 보다 상세히 알고 싶어 합니다. 하지만 병원이나 의사로부터 충분한 설명을 듣기가 어렵고 짧은 시간 동안의 설명만으로는 이해가 쉽지 않은 것이 현실입니다.

대부분의 사람들이 머리 아프면 두통약, 소화 안 되면 소화제, 피부가 문제면 연고를 찾습니다. 빠른 효과를 보는 처방약도 좋지만 진짜 건강한 삶을 위해서는 우리 몸에 좀 더 관심을 가질 필요가 있지 않을까요? 왜 머리가 아픈지, 왜 소화가 안 되는지, 피부에 왜 항상 뭐가 나는지를 궁금해 하고 또 그런 증상들에 대한 원인들을 고민하고 찾아보는 것이 중요합니다.

요즘은 수많은 면역질환이 생겨나 사람들을 괴롭히고 있습니다. 치료도 쉽지 않아 힘들어하는 사람들이 많지만 병원에 가면 아직까지 원인이 밝혀지지 않았다고만 합니다. 그래서 면역억제제를 처방 받지만 면역억제제가 근본적인 원인을 치료하는 약은 아닙니다. 그렇다면 원인을 설명하고 알려주는 의사도 필요하고 그런 방송이나 책도 절실히 필요할 것입니다.

수많은 면역질환의 명확한 원인을 알 수 없는 게 사실이긴 하지만 다양한 원인을 유추해보고, 문제점들을 확인해주고, 교정해줄 필요는 있다고 봅니다. 술, 담배, 밀가루 음식을 먹지 말라고는 누구나 이야기할 수 있습니다. 하지만 더 중요하고 실질적인 해법은 그런 것들을 먹고 있는 사람들에게 대안을 제시해주는 것입니다.

〈엄지의 제왕〉은 바로 그런 궁금증을 해소시켜주는 프로그램입니다. 방송을 통해서 환자 자신이 병에 대해 이해하고 병이 생긴 근본 원인을 알게 됨으로써, 스스로 치료할 수 있는 좋은 환경을 만들어주고 있다고 생각합니다.

민성욱 PD님, 홍수연 작가님을 비롯한 모든 〈엄지의 제왕〉 제작팀이 만들어내는 방송이 국민 한 사람, 한 사람에게는 자신이 간절하게 찾던 병에 대한 해답이 될 수 있을 것입니다. 우리 몸의 주인은 우리 자신입니다. 건강의 주도권은 이제 국민들에게 돌아가야 한다고 생각합니다. 국민들도 의사를 신뢰하고 자기 자신의 삶에도 최선을 다할 때 진정한 치료가 이루어질 것입니다.

처음 〈엄지의 제왕〉에 출연하기 위해 상암동의 스튜디오로 달려갔던 게 엊그제 같은데 그 사이에 벌써 100회가 지나 명실공히 대한민국 대표 건강 정보 프로그램으로 자리매김한 걸 보니 새삼 기쁘고 감격스럽습니다.

방송을 하면서 매번 다양한 질병을 가진 사례자들과 만나 늘 병원에서 진료하는 것처럼 그분들이 어떻게 습관을 고치고 병을 개선시킬지 열심히 살펴보고 설명을 했습니다. 그런 과정 속에서 사례자들이 음식과 습관 교정을 통해 병이 호전되고 행복한 삶을 살아가는 모습을 지켜볼 때마다 나를 비롯한 〈엄지의 제왕〉의 수많은 전문의와 제작진들은 가슴 벅찬 희열을 느꼈습니다. 그들의 달라진 모습이 곧 우리의 희망이며 밝은 미래이기 때문입니다.

100%짜리 완벽한 치료는 없습니다. 하지만 〈엄지의 제왕〉은 1%짜리 치료방법을 100가지를 모아다가 국민들에게 알려주고자 노력하는 방송입니다. 이 책은 〈엄지의 제왕〉에서 다룬 암과 해독에 대한 프로젝트를 모아 발간되었습니다. 방송에서 소개된 알짜 건강 정보를 한 권의 책으로 만날 수 있어 기쁩니다. '기적은 기본에 있다!'는 생각을 다시금 일깨워주는 이 책을 통해 더 많은 분들이 또 다른 건강의 기적을 이루길 바랍니다.

서재걸 원장

contents

PART 01.
해독, 제대로 하면 병을 이긴다

1장. 피가 맑아야 병이 없다

2장. 피 해독으로 성인병을 극복한 사람들

3장. 해독 밥상은 따로 있다

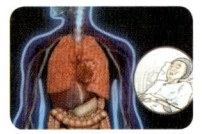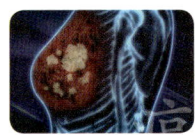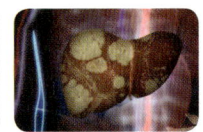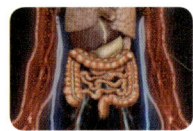

PART 02.
암, 제대로 알면 살 수 있다

1장. 암 명의 김의신 박사, 암을 말하다

PART 01.

해독, 제대로 하면
병을 이긴다

· · ·

　사람들은 살면서 몸 안에 들어오는 독(毒)을 배출하지 못해 생긴 각
종 질병으로 고통받는다. 특히 현대인은 음식, 스트레스, 과로 등에서
비롯된 독이 쌓여 암, 고혈압, 당뇨, 비만을 비롯한 각종 면역질환을
앓고 있는 경우가 많다.

　지긋지긋한 질병에서 벗어나고픈 당신을 위한 신체 혁명이 여기 있
다. 〈엄지의 제왕〉에서 수차례에 걸쳐 집중 조명한 '해독 프로젝트'가
이룬 기적 같은 결과가 공개된다!

01

피가
맑아야
병이 없다

오염된 피가
내 몸을 위협한다

피에 독소가 쌓여 생기는 질병

인체의 1/3을 차지하며 영양과 수분 등 각종 필요충분 요소를 혈관을 통해 신체 구석구석에 보급하는 피! 피가 깨끗해야 오래 살 수 있다. 혈액 순환이 잘 되어야 건강하게 살 수 있다.

혈액이 탁해져서 혈관의 압력이 높아지면 고혈압이 되고, 혈액의 혈당이 높아지면 당뇨병이 되고, 혈액 속에 지방이 많아지면 고지혈증이, 혈관이 노폐물로 막혀 딱딱해지면 동맥경화가 발생한다. 이렇게 혈액과 혈관의 오염은 만성피로, 피부 질환, 염증, 통증에서부터 각종 성인병까지 일으키는 치명적인 원인이 된다.

혈액과 혈관은 우리 몸의 건강 전반을 좌우한다고 해도 과언이 아니다. 그렇다면 현재 우리의 피는 어떠한가? 현대인의 피는 지방, 중금속, 각종 독소로 오염되어 있다. 현대인의 생활환경 자체가 피가 오염되지 않을 수 없는 환경이다.

피가 온몸을 도는 데는 25초가 걸린다. 피에 독소가 있다면 25초마다 한 번씩 온몸에 독소가 퍼지는 것이다. 무서운 핏속의 독소도 해독할 수 있을까? 그 방법은 어렵거나 비용이 많이 드는 것은 아닐까?

엄지 처방

선재광 원장   피 해독 전문 한의사 / 경락 진단 학회 명예 회장
동국 대학교 한의과 대학 겸임 교수

⌐ 있다!
큰 돈 들이지 않고 작은 생활 습관의 변화로 피를 해독할 수 있다.

어렵지 않은 방법으로 건강에 이르는 길, 피 해독의 모든 것을 〈엄지의 제왕〉에서 파헤쳐 보았다.

나의 피는 건강할까?

동양의학에 만병일독(萬病一毒)이ㅣ라는 말이 있다. 수많은 병이 한 가지 원인, 즉 혈액의 오염에서 생긴다는 말이다. 피는 우리 몸 구석구석을 돌아다니며 산소와 영양을 공급한다. 지구 두 바퀴 반에 이르는

우리 몸의 혈관과 혈액에 독소가 쌓이면 어떻게 될까? 전신에 악영향을 끼칠 수밖에 없다.

혈관과 혈액에 쌓인 독소의 영향

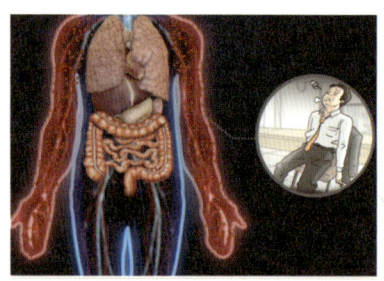

▶ 피로감

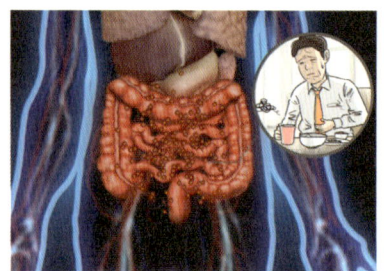

▶ 위장 질환

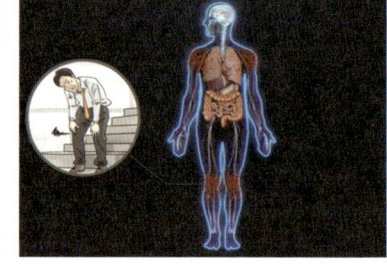

▶ 관절염

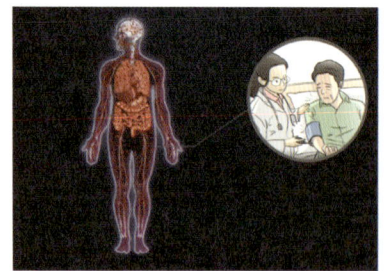

▶ 성인병

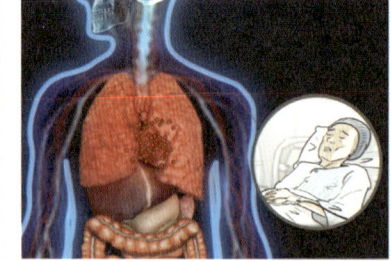

▶ 암

더러운 피가 모여 생기는 암, 혈관이 막혀 생기는 심혈관 질환, 피에 지방이 많아져 생기는 고지혈증, 순환이 안 되는 피를 더 많이 보내려다 생기는 고혈압, 피가 원활히 돌지 않아 생기는 발기부전까지 모두 핏속의 독소 때문에 생긴다.

피에 독소가 쌓여서 나타나는 1차 증상은 잦은 피로감이다. 소화도 잘 안 되고 더부룩한 느낌이 자주 든다. 그 다음엔 관절에 염증이 생겨 저리고, 아프다고 통증을 호소한다. 고혈압, 고지혈증 같은 성인병이 찾아오고 결국 암에 걸려 사망에 이른다.

우리나라 국민 3명 중 1명이 암에 걸리는 시대다. 암 환자의 피는 탁하고 검은 상태로 순환이 잘 안 되는 경우가 많다. 피가 오염된 상태인 것이다.

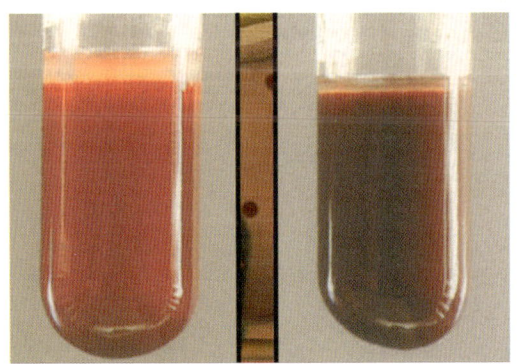

▶ 정상인(좌)과 암 환자(우) 피 색깔 비교

몸에 이상이 생기면 우리 인체는 자연적으로 치유하기 위해 여러 작용을 일으킨다. 핏속 독소가 점점 쌓여 오염이 심각해지면 그 독소들을 한군데로 모아서 나머지 피를 맑게 하려는 자연 치유력이 발동한다. 그렇게 한군데로 모인 것이 바로 암이다.

당뇨병도 피가 오염되서 나타나는 질병이다. 피가 탁해지면 혈액순환이 잘 안 된다. 그러면 몸이 차가워지는데 저체온은 당수치를 높이는 결과를 가져온다. 저체온이 당수치와 어떤 관련이 있는지는 캐나다 로키 산맥에 사는 숲 개구리의 겨울나기를 통해 짐작해 볼 수 있다. 다른 개구리들은 겨울잠을 자기 위해 온기를 찾지만, 숲 개구리는 스스로 당수치를 100배 상승시켜 혈관이 얼지 않게 하고 겨울을 난다.

현대인은 핏속 독소로 인한 저체온증이 당뇨의 근본 원인인 셈이다. 따라서 당뇨 또한 피가 탁해져서 생기는 증상이다.

내 핏속의 독소를 알아보려면?

쉽게 내 핏속 독소를 당장 확인해 볼 수 있는 방법은 없을까? 내부 장기나 핏속 독소가 가장 잘 나타나는 것은 얼굴이다. 얼굴의 윤택한 정도나 색상을 보고 몸이 차가운지 따뜻한지를 판별할 수 있다.

얼굴색이 탁하거나 눈 밑이 검은 사람은 핏속에 독소가 쌓였다고 볼

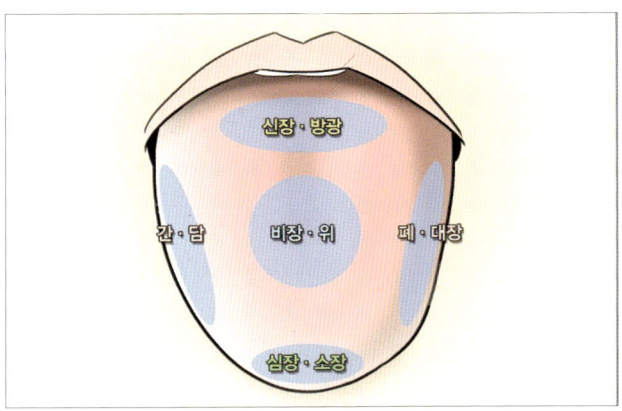

▶ 혀 부위와 장기

수 있다. 기미나 다크서클, 검버섯 등 피부 이상도 핏속의 독소 때문에 생긴다. 얼굴로 판별이 어렵다면 핏속 독소를 한눈에 알아 볼 수 있는 인체 부위가 또 있다!

"설진(舌診) 즉, 혀를 보면 알 수 있다."

혀는 심장 다음으로 혈액이 많이 흐르기 때문에 혀에는 인체의 건강 상태가 전부 나타난다. 지금은 초음파가 하는 역할을 예전엔 혀가 한 셈이다. 혀의 색을 보고, 모양, 움직이는 상태를 관찰하고 혀 위의 있는 설태의 상태를 살펴 몸의 상태와 진액의 상태를 알 수 있다.

혈액 순환이 잘 안되면 혀에 공급됐던 피가 빠져 나가지 못해 검게 변한다. 고인 물이 썩는 것과 같은 이치다. 그래서 피처럼 선홍색을 띠

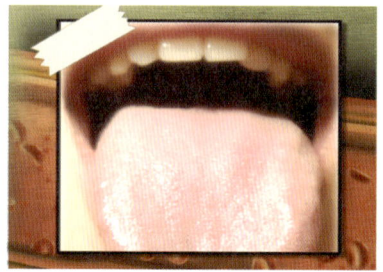

▶ 건강이 좋은 혀

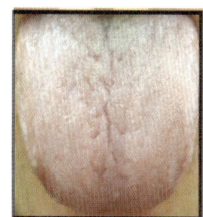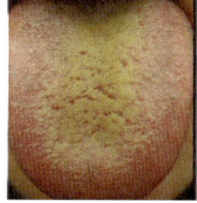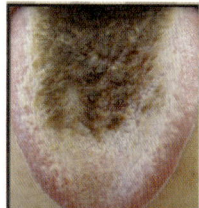

▶ 건강이 안 좋은 혀. 왼쪽에서부터 ①, ②, ③

거나 흰색이 섞인 선홍색의 혀를 건강한 것으로 본다.

　독소가 쌓인 혀는 혀의 앞이나 뒤가 헌다든가 가운데가 파여 있는 등 특정 부분이 갈라진다.

　건강한 혀에 비해 ①의 혀는 백태가 끼어 있다. 이는 소화 기능에 장애가 있다는 표시이다. ②의 혀는 황태가 끼어 있는데 이는 간질환과 변비를 추측해 볼 수 있다. ③의 혀는 흑태가 끼어 있는데 항생제를 과다 복용한 상태이다.

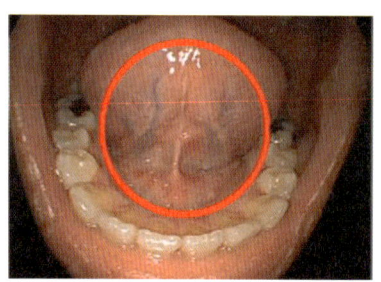

▶ 건강이 좋은 혀

　혀 아래 두개의 혈관인 청근의 색을 통해서도 피의 상태를 알 수 있다. 청근은 정맥 혈관이므로 맑은 파란색이면 건강한 것이고, 짙은 검은색이면 독소가 쌓여 있어 치료를 해야 한다는 표시이다.

피 해독이 필요한 증상

나쁜 혈액 덩어리가 혈관을 타고 돌아다니면 여기저기 쑤시고 아프다. 팔다리 쪽에 나쁜 혈액으로 순환 장애가 발생하면 팔다리가 뻣뻣하고 손과 발이 자주 저린다. 쥐가 나는 것처럼 피가 안 통하는 느낌이 심하면 마비감이 느껴지기도 한다.

이런 증상들을 모두 나이가 들면 자연스럽게 찾아오는 노화 현상이려니 하고 넘길 수밖에 없을까?

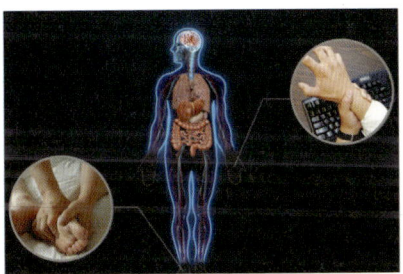

▶ 혈액 순환 장애

그래선 안 된다! 모두 피가 오염되어 나타나는 증상이므로 하루 빨리 피 해독이 필요하다.

그렇다면, 고혈압, 당뇨, 고지혈증 같은 성인병 환자들이나 암은 어떨까? 성인병 치료약은 증상만 다스리는 것이지 사실상 근본 치료가 안 된다. 오히려 장기 복용으로 합병증이 생길 수도 있다.

피 때문에 건강에 문제가 생긴 6명의 사람이 〈엄지의 제왕〉 스튜디오에 모였다. 피 해독 프로젝트 참가자들은 모두 성인병을 앓고 있었다. 이들이 단 3주 만에 이룬 극적인 변화는 누구에게나 가능하다. 성인병과 만성 피로로 고통 받고 있다면 어떤 약이나 보양식보다 피 해독이 절실하다.

피로, 근육통은 피가 오염되었다는 신호

피가 탁하고 찌꺼기가 많은 사람은 육체적인 피로가 잘 안 풀어진다. 항상 피곤하고 아침에 붓는다. 자도 자도 개운하지 않다.

피는 머리부터 발끝까지 돌고 돈다. 전신을 돌기 때문에 정신적인 스트레스에도 영향을 준다. 피에 독소가 차 있으면 스트레스를 잘 받고 화를 잘 낸다. 피의 독소가 혈관을 타고 다니며 내 몸의 불편한 증상을 일으킨다. 어깨, 허리, 무릎 등 관절 계통에 문제는 바로 그 신호다.

서서히 이런 증상이 쌓이고 쌓여 결국 만성질환이 된다. 피의 독소가 부르는 병은 아주 심각하다.

1단계	고지혈증
2단계	혈관압력이 높아져 고혈압과 당뇨, 심근경색, 중풍이 생긴다.
3단계	췌장염과 췌장암 등
4단계	사망

　　결국엔 소리 없이 죽음에 이르게 하는 조용한 살인자가 바로 핏속의 독소다!

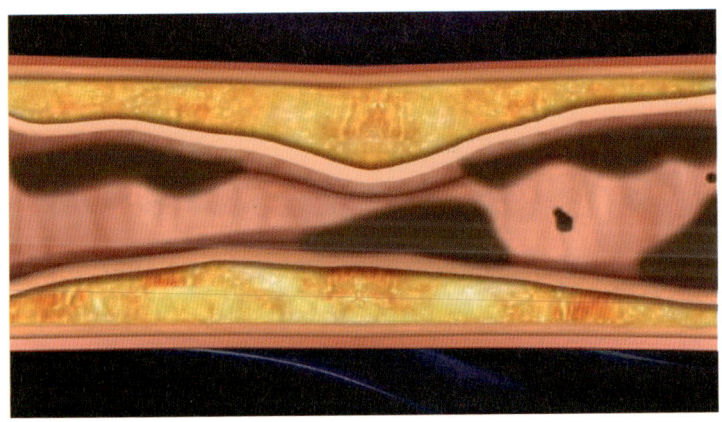

▶ 혈관에 지방이 쌓이는 과정

깨끗하지 못한 혈액의 특징

건강한 사람의 피와 건강하지 못한 사람의 피는 색깔부터 다르다. 체했을 때 손가락 끝을 따면 새까맣게 죽어 있는 피 색깔을 볼 수 있다. 암 환자의 피도 새까맣다. 피에 독소가 쌓이면 탁해지고 색이 변하고 끈적끈적해진다.

이 끈적끈적한 것의 정체는 바로 기름기다. 그 중에서도 살인 지방이라고 불리는 플라스틱 지방, 트랜스 지방이 많다. 여러 가지 중금속과 독소가 이 트랜스 지방에 녹아 혈액을 따라 돌다가 문제를 일으킨다.

따라서 건강한 혈액은 기름기가 없는 혈액, 독소가 쌓인 혈액은 기름기가 많은 혈액이라고 말할 수 있다. 혈액에 문제가 있다는 1단계 증세가 바로 고지혈증이다.

그렇다면 우리 혈액 속엔 기름기가 얼마나 껴 있을까? 혈액 속에 기름기는 왜 끼는 걸까?

그 원인을 알아보기 위해 〈엄지의 제왕〉 진행자 허참 씨의 혈액 속 노폐물 검사를 해보았다. 평소 삼겹살을 좋아하고 일주일에 서너 번의 육식을 하는 편이지만, 〈엄지의 제왕〉 진행자답게 평소 다양한 건강식품을 섭취하며, 건강관리에 신경을 쓰고 있는 평범한 대한민국의 60대 허참 씨의 혈액 상태는 과연 어떠할까?

허참 씨의 혈액이 필터 관을 통과하자 하얗던 필터가 노랗게 변했다. 필터를 노랗게 만든 노폐물의 90%는 콜레스테롤 같은

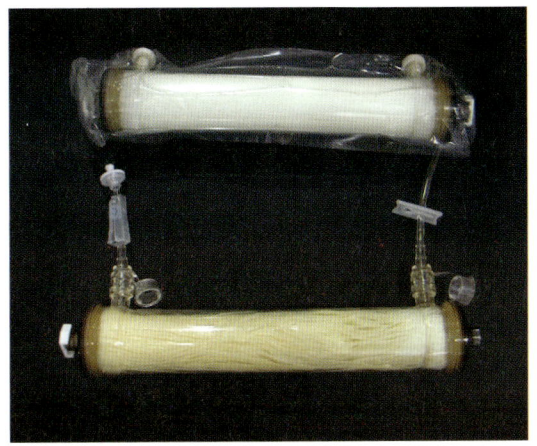

▶혈액 정화 필터 실험 전 VS 혈액 정화 필터
허참 씨의 혈액 통과 후 노랗게 변색한 모습

기름이다.

허참 씨는 비만도 아니고 나름대로 관리를 하는 데도 불구하고 이 정도다. 50~60대 중년의 핏속에는 대부분 이미 상당한 양의 기름이 끼어 있다고 보면 된다. 이런 노폐물은 왜 생길까?

노폐물은 언제 생길까?

첫 번째 원인은 바로 '나이'다. 오랜 동안 먹고 마신 음식물의 분해된 노폐물이 혈액 안에 그대로 축적된다. 생활 습관에 따라 노폐물의 양은 다르다. 따라서 혈액을 보면 건강하게 살았나, 그렇지 않은가를 알 수 있다.

두 번째 원인은 바로 '기름'이다. 한국인의 사망 원인 1위가 혈관계 질환이다. 그렇다고 한국인이 유독 지방 섭취량이 많은 것은 아니다. 서구인은 전체 열량 중 30~40%를 지방으로 섭취하지만 우리나라는 전체 열량의 20%만을 지방으로 섭취한다. 그렇지만 탄수화물 섭취량이 많다는 함정이 있다. 탄수화물이 몸 안으로 들어가면 지방으로 변한다. 콜레스테롤 수치를 높이는 주 원인이 탄수화물에 있다는 걸 알아야 한다. 또한, 우리 국민이 다른 나라에 비해 과로와 스트레스에 시달리기 때문에 더 건강이 안 좋다는 진단도 있다.

최근 들어 전 세계적으로 혈관계통의 약이 많이 처방되고, 콜레스테롤을 낮추는 약이 더 많이 소비되고 있다는 통계가 있다. 하지만 이런 고지혈증 약에는 치명적인 부작용이 있다. 약부터 찾기 전에 해독으로 자연 치유력을 높여야 한다

선재광 한의사는 피 해독만 해도 고지혈증 예방은 물론, 약을 먹지 않고도 치료가 가능하다고 말한다. 약 없이 실천할 수 있는 피 해독의 비결을 찬찬히 살펴보자.

엄지의 상식 고지혈증 약을 장기 복용할 때…

① 근육 약화나 근육 병증이 일어날 수 있다.
② 신부전이 일어날 수 있다.
③ 다발성 신경병증이 발생할 가능성이 높다.

피 해독으로
중증질환을 치료한다

두통, 어깨 결림을 우습게 여기지 마라

피 해독이 필요한 증상은 어떻게 알 수 있을까? 혈액 검사를 하지 않아도 안색을 통해 알 수 있다. 혈액이 오염되면 안색이 달라지고 피부를 통해 여러 가지 징후가 나타난다. 앞에서 설명한 혀의 색과 모양, 혀를 둥글게 말았을 때 보이는 청근이란 혈관을 통해서도 알 수 있다.

무심코 지나치기 쉬운 작은 증상들, 나이가 들면 그러려니 하고 방치하는 자각 증상들도 피 해독이 필요하다는 신호다. 두통, 귀울림, 가슴 두근거림, 어깨 결림 등 과로와 스트레스로 인한 증상들이 그것이다.

또 여성들은 생리 불순과 생리통, 불임과 같은 병이 생기고, 남성들

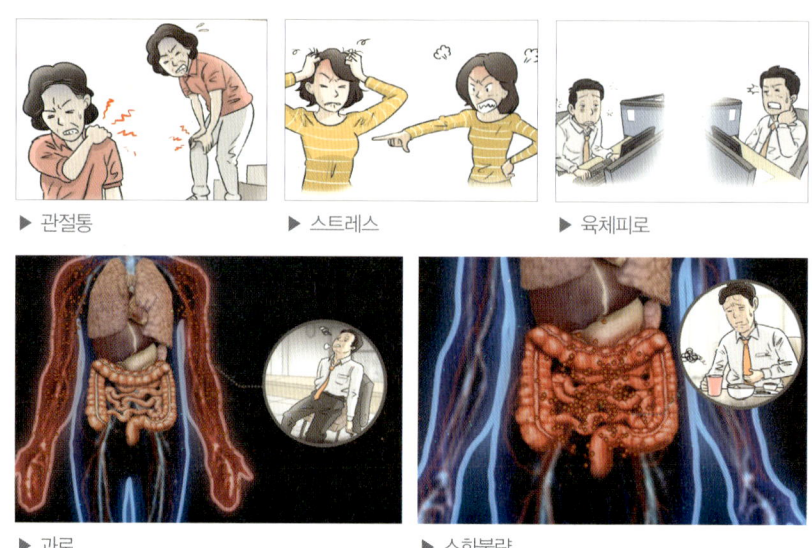

▶ 관절통   ▶ 스트레스   ▶ 육체피로

▶ 과로   ▶ 소화불량

은 발기부전, 발기불능 등이 나타날 수 있다. 이런 작은 증상을 방치하면 고혈압, 당뇨, 고지혈증, 나중에는 암으로까지 발전한다.

피가 탁해지면 다음과 같은 순서로 건강에 문제가 생긴다.

나쁜 피로 인해 몸이 오염되는 순서

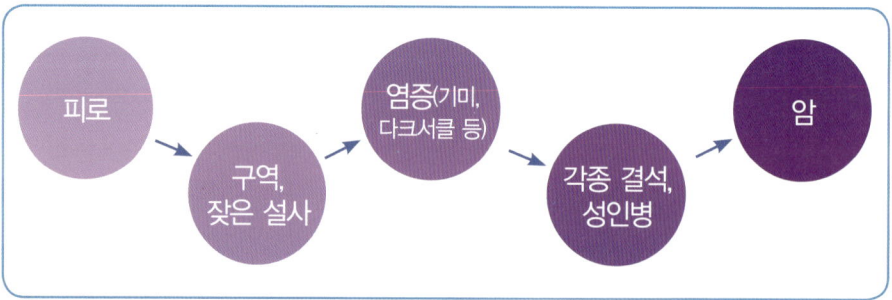

피로 → 구역, 잦은 설사 → 염증(기미, 다크서클 등) → 각종 결석, 성인병 → 암

탁해진 피가 보내는 신호는 다음과 같다. 증상을 체크해보자.

☐ 스트레스를 받으면 가슴이 답답하고 심장이 불규칙 하게 뛰는 느낌

☐ 눈이나 얼굴, 손발이 자주 붓는다.

☐ 얼굴이 검붉은 편이고, 눈 주위에 다크서클이 있다.

☐ 피부에 종기나 여드름이 자주 난다.

☐ 입술이 자두처럼 검붉고, 자주 튼다.

☐ 손톱이 자주색이나 검은 빛을 띤다.

☐ 손과 발이 자주 저린다.

☐ 신체 특정 부위에 통증이 계속 된다. (두통, 결림 등)

☐ 이유 없는 멍이 잘 생긴다.

☐ 갑자기 우울증, 건망증이 심해진다.

이 중 한 가지 증상만 있어도 피 해독은 반드시 필요하다!

돌연사의 위험 신호들

우리나라 40대 이상의 성인 가운데 70~80%가 뇌졸중, 심근경색 같은 심혈관 질환으로 인한 돌연사의 위험이 있다고 한다.

이에 대해 선재광 원장은 돌연사란 말은 틀린 표현이라고 지적한다.

선재광 원장은 돌연사가 오기 한 달이나 일주일 전 분명히 자각 증상이 먼저 나타난다고 경고한다. 만성 피로와 스트레스가 안 풀어지면 잘 생기고, 각종 관절에 통증이나 이상 증상을 호소하기 마련이라는 것이다. 심근경색의 경우 가슴이 답답한 증상이나 소화 불량이 온다.

뇌졸중의 경우 편두통이나 이명, 코피 등 자각 증상이 오고, 때론 머리 전체가 무거워지기도 한다.

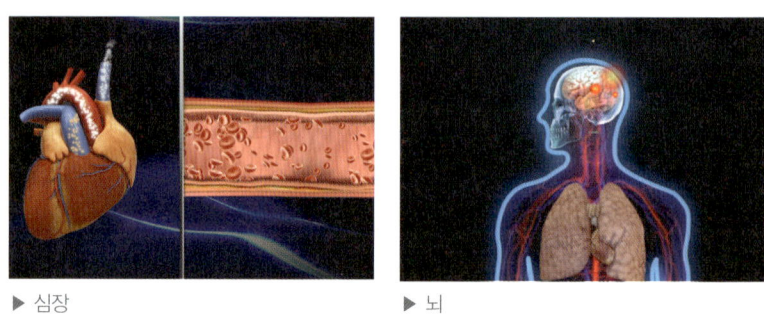

▶ 심장   ▶ 뇌

이런 증상이 왔을 때, 즉시 피 해독을 실시한다면 돌연사도 사전 예방이 가능하다고 선재광 원장은 안타까워한다. 돌연사를 예방한다니, 과연 가능한 일일까?

여기, 피 해독으로 난치병을 극복하고 있는 사람들의 사례가 있다.

피 해독으로 난치병을 극복한 사람들

정복성 씨 (55세)

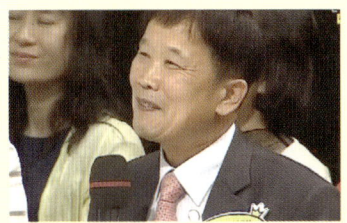

〈해독 전〉	〈해독 후〉
• 1994년 당뇨 판정 이후 20여년 간 당뇨약 복용 • 당뇨 합병증으로 인한 고지혈증, 심근경색, 협심증 발병 • 2007년 심근경색 수술 • 가끔씩 체한 듯, 가슴이 답답한 느낌으로 불편했다.	• 심근경색 후유증으로 가슴이 답답하던 증상도 없어지고 아침/저녁으로 10알도 넘게 먹던 약을 모두 끊었다. (방송 당시 8일째)

정복성 씨는 당뇨를 고치기 위해 식이요법 뿐만 아니라 좋다는 것은 모두 다 시도해 보았다고 한다. 홍삼, 돼지감자, 여주 등 안 먹어본 게 없다고 했다.

그렇지만 정복성 씨에겐 모두 일시적인 효과만 반짝 나타났을 뿐이었다. 근본적인 증상이 호전되지 않아 매번 좌절을 경험했다. 그러다 〈엄지의 제왕〉 피 해독 편의 재방송을 볼 기회가 있어 집에서 혼자 청혈 주스를 만들어 먹기 시작했다.

신기하게도 그것만으로도 혈당이 유지가 되어서 희망과 확신을 갖고 그 때부터 바로 3주 프로젝트에 들어갔다. 그 결과 20여 년간 복용해온 약을 모두 끊을 수 있었다. 피 해독을 시작한 지 18일 만에 일어난 기적 같은 결과에 피 해독의 효과에 대해 확신을 가졌다고 한다.

윤석철 씨 (58세)

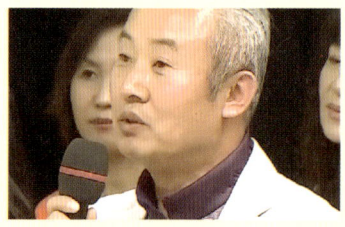

〈해독 전〉

• 평소 가슴이 답답하다가 2009년 독감 예방 주사를 맞다가 선천성 심장 판막 기형이란 진단을 받았다.
• 심장 수술 이후 혈액 순환 장애가 일어나 발기부전이 생김.
• 2013년 2월 뇌경색 발병

〈해독 후〉

• 몸의 모든 수치가 정상화되었다.
• 몸무게 3 Kg 감소
• 발기부전 완화
• 청혈 주스 음용 한 달만에 복용중인 약을 다 끊었다.

느닷없이 돌연사 위험이 있다는 말을 듣고 심장 수술을 한 윤석철 씨는 이후 혈액 순환 장애로 고개 숙인 남자가 되고, 뇌경색까지 발병

했다. 근본적인 원인을 해결하지 못하면 평생 그렇게 살다 갈 것 같아서 괴로웠다고 한다.

〈엄지의 제왕〉을 보고 피 해독이 근본적인 원인을 해결해줄 방법이라고 생각해 피 해독을 시작한 게 그의 운명을 바꿨다. 피 해독 3일 만에 피부가 맑아지고 몸의 이상 수치가 정상으로 돌아오는 경험을 했다. 몸무게가 3Kg이나 줄었다. 더불어 발기 부전이 완화되는 효과를 보자 희망을 갖고 생활 습관을 개선하고 피 해독을 더 체계적으로 열심히 했다. 그 결과, 한 달이 된 시점에서 발기부전 극복은 물론, 뇌경색도 호전된 상태이며, 복용하던 약들도 다 끊었다고 한다.

병이 너무 많아서 처음엔 의사에게 다 말도 못할 정도였다는 권진순 씨는 무엇보다 어느 약을 먹었는지 기억도 못할 정도로 많은 양의 약을 매일 먹는 것이 가장 고통스러웠다고 한다.

그리고 친정 아버지에게 찾아왔던 파킨슨병이 가족력으로 있어 권진순 씨도 학교 다닐 때부터 파킨슨 증세가 있었다. 35살의 딸도 파킨슨 증상이 있다. 5가지 질병으로 고통 받던 중에 마지막으로 도전해보자는 남편의 권유에 피 해독을 시작했다. 31년 전에 산후풍이 온 이후로 손발이 시리고, 감기가 끊이지 않았는데 피 해독 후 피로와 얼굴 붓는 증상이 사라져 몸 상태가 아주 가벼워졌다.

저녁이면 화장실도 두 시간마다 갔는데 이제는 한 번 정도 일어나거나, 새벽 5시나 6시까지 한 번도 안 깨고 숙면을 취하게 되었다. 파킨슨, 혈압, 당뇨, 고지혈, 갑상선 수치가 정상으로 돌아와 피 해독 2주 만에 스스로 판단해서 복용하던 약을 모두 끊었다.

권진순 씨 (66세)

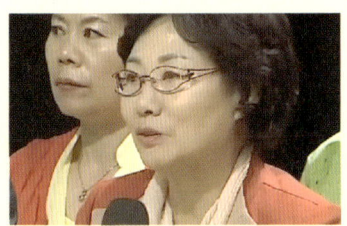

〈해독 전〉	〈해독 후〉
• 갑상선, 당뇨, 고지혈증, 고혈압, 파킨슨병으로 고통 받아왔다. • 당뇨와 고지혈증 갑상선 약은 3년간 복용 중 • 파킨슨 약은 1년 정도 복용 중	• 피 해독 2주 후부터 서서히 증상이 호전됨 • 혈압, 당뇨, 고지혈증 완화됨 • 만성 피로가 사라지고, 화장실을 자주 드나들던 것이 사라져 숙면을 취하게 됨 • 얼굴의 붓기가 사라지고 가벼워진 몸 상태 • 2주부터 약 복용을 중단했음

피 해독의 궁금증, 선재광 원장에게 묻는다

핏속 독소라는 근본 원인을 제거하지 않고 증상만 호전시켜서는 결코 질병을 개선할 수 없다.

사례자들의 생생한 경험담에 등장하는 해독의 일등 공신은 바로 다음 장에서 소개할 청혈 주스다. 인체의 모든 장기는 혈액으로부터 영양을 공급받는다. 따라서 혈액의 질에 따라 장기의 건강 상태가 달라진다. 혈액의 질은 바로 우리가 매일 어떤 음식을 먹느냐에 따라 결정된다. 그 원리로 선재광 원장이 만든 것이 바로 청혈 주스 레시피다.

물론, 사람마다 증상과 체질이 다르기 때문에 청혈 주스를 마신다고 해서 중증 질환자 모두가 장기 복용하던 약을 끊을 수 있는 것은 아니다.

피 해독의 중심에 있는 '청혈 주스'에 대한 궁금증을 선재광 원장과 엄지의 닥터들이 속 시원하게 풀어주었다.

청혈 주스의 궁금증을 풀어본다

Q1. 청혈 주스에는 사과와 귤 같은 과일이 들어간다. 과일에는 과당이 있는데 어떻게 당뇨가 호전될 수 있는지?

물론 당이 있는 사람은 액체 상태인 주스로 섭취하는 건 좋지 않다. 그러나 믹서로 간, 걸쭉한 상태의 주스는 식이섬유를 같이 섭취하는 것이다. 청혈 주스의 사과와 귤에서 나온 살아 있는 효소가 대사를 도와 피를 해독하므로 당뇨를 개선하게 된다.

Q2. 당뇨 초기에만 효과가 있는 게 아니라 오랜 시간 앓아온 당뇨에도 효과가 있는가?

모든 당뇨 환자에게 다 해당되는 이야기는 아니다. 그러나 정복성 씨처럼 20여 년간 앓아온 당뇨 환자도 철저한 해독 생활 습관과 식습관을 유지하면 효과를 볼 수 있다. 모든 병이 치료가 되나 안 되나는 사실 환자 본인에게 달려 있다. 의사는 단지 보조자의 역할로, 몸의 이상을 진단하고 근본 원인을 제대로 찾아 해결책을 제시해줄 뿐이다. 본인이 얼마나 강한 의지로 실천하느냐가 가장 중요하다. 게다가 청혈 주스는 치료제가 아니므로, 약 복용 중단은 반드시 의사와 상의해야 한다. 다음의 주의 사항을 꼭 명심하자.

① 청혈 주스는 피 해독을 위한 기본 중에 기본이다. 하지만 다른 나쁜

습관을 하나도 안 바꾸고 청혈 주스만 마시면 전혀 해독 효과를 기대할 수 없다.

② 이미 혈액 독소로 인해 병이 생긴 경우라면 반드시 전문가의 도움을 받아 피 해독을 해야 한다. 특히 먹고 있는 약이 있을 때는 반드시 의사와 상담 후에 약을 줄여가는 과정을 진행해야 한다. 전문가의 철저한 진찰과 관리를 받으며 상담을 통해서 결정해야 할 것이다.

Q3 ● 피를 해독하면 왜 발기부전이 호전될 수 있나?

　⋮⋰目 발기부전과 발기불능 모두 혈액 순환과 관련된 질병이다. 발기부전 치료제로 알려진 약도 애초에는 협심증을 치료하기 위해 만든 약이다. 윤석철 씨의 발기부전 치료는 피 해독으로 협심증이 해결되면서 동반 효과를 본 것이다.

Q4 ● 권진순 씨가 앓고 있는 파킨슨병은 유전병인가?

　⋮⋰目 치매, 중풍과 함께 3대 노인 질환이라고 알려진 파킨슨병은 뇌에서 신경전달물질인 도파민을 분비하는 세포가 파괴되어 생기는 병이다. 즉, 신경이 오그라든다고 생각하면 된다. 신체의 세밀한 운동을 도와주는 도파민이 파괴되어 떨림 증세가 나타나게 된다.

파킨슨병이 발발하면 우선 말이 어눌해진다. 이어 표정이 사라지고, 손발이 떨리기 시작하며 걸음이 느려진다. 하지만 파킨슨 발병

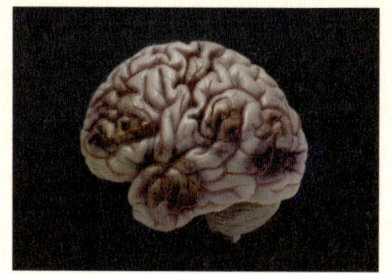

▶ 뇌

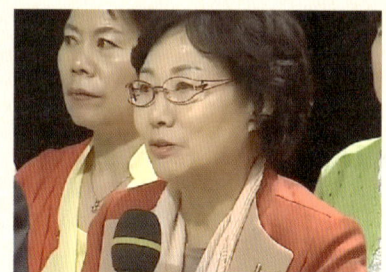

▶ 권진순 씨

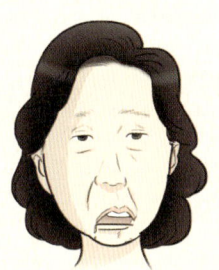

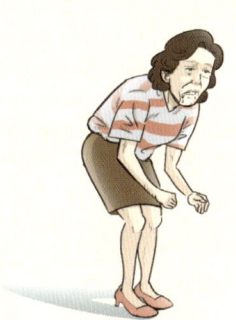

▶ 파킨슨 병 증상

에 유전이 차지하는 부분은 단 5%에 불과하다. 95%는 다양한 원인으로 발병한다.

특히 신체적인 유전보다는 생활적 유전, 즉 부모의 생활 습관과 식습관이 자녀에게 대물림 되어 나타나는 것일 확률이 크다.

도파민의 원료는 단백질, 비타민 B, 비타민 C, 철분, 아연 등이다. 도파민 생성을 위해 부족한 부분을 채우면 파킨슨병도 호전이 가능하다. 단백질이 부족하면 단백질을 채우고, 비타민B가 부족하면 비타민B를 채워야 한다. 절대 약으로만 해결되는 것이 아니기 때문에 무엇보다 식습관이 중요하다.

02

피 해독으로
성인병을
극복한 사람들

3주간의
피 해독 프로젝트

성인병에 시달렸던 참가자들

이름 (주요 질환)	혈압 (mmHg)	당 (mg/dl)	총 콜레스테롤	중성지방 (mg/dl)
신인순 (고지혈증)	160/100	113	184	235
김종순 (고혈압)	164/124	103	299	138
이철우 (만성피로)	160/110	102	266	199
양승민 (당뇨)	150/110	258	193	211
남징락 (당뇨/고지혈증)	150/100	142	217	447
허진태 (고지혈증)	190/140	110	231	240

• 프로젝트 이전의 혈압/당/콜레스테롤/중성지방 수치

성인병을 앓고 있는 참가자들

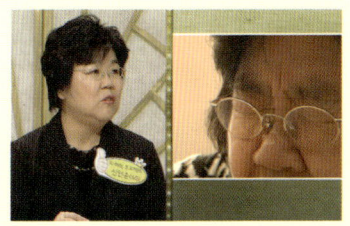

① 신인순(60세)
고지혈증, 편두통, 수족 냉증

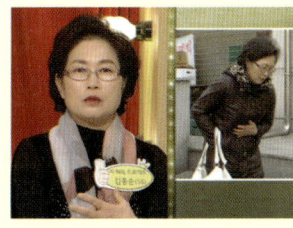

② 김종순(56세)
고혈압, 만성 피로, 불면증,
손발 저림

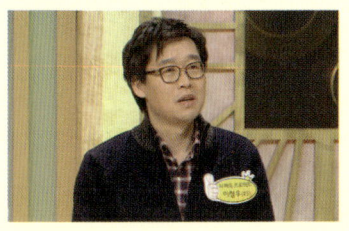

③이철우(45세)
손발 저림, 만성피로, 목 결림

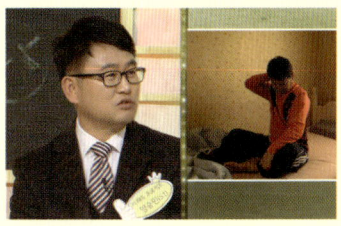

④양승민(51세)
고혈압, 당뇨, 편두통, 만성 피로

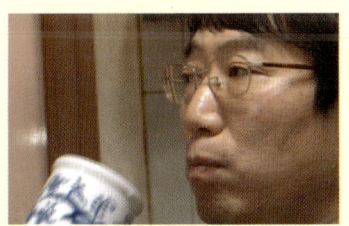

⑤남징락(53세)
고혈압, 당뇨, 발기부전

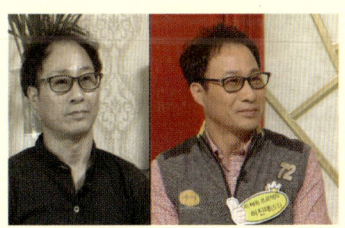

⑥허진태(51세)
고혈압, 만성 피로, 편두통

혈관은 약 50% 이상 막혀야지 신호를 보내기 시작한다. 즉 증상이 나타난다는 것은 이미 엄청난 문제가 있다는 것이다. 두통, 기억력 저하, 어깨 결림, 손발 저림, 근육 경련 및 통증, 눈이 침침해지고 자주 피곤하고 의욕 저하에 우울감이 들고, 혈액 순환이 안 되서 발기부전까지 나타나기도 한다. 그런데 대부분 이런 증상들을 대수롭지 않게 생각한다는 게 문제다. 증상이 심해진 후에야 심각함을 깨닫게 된다. 〈엄지의 제왕〉에서 피 해독 프로젝트를 진행한 6인의 참가자도 그렇다.

출연자에게 해독 전에 얼마나 심각했는지, 해독 후엔 어떤 효과를 느꼈는지 들어보자. 성인병과 만성 피로로 고통을 받아온 6인의 참가자들은 3주간의 피 해독 프로젝트 참가 후 어떻게 달라졌을까?

피 해독 이후, 나는 이렇게 달라졌다

해독 전에 건강상에 어떤 문제가 있었는지 사례자들에게 물었다. 해독 전과 후를 비교하면 어떤 차이를 스스로 느끼는지 신인순 씨와 김종순 씨의 답을 들어보자.

"손발이 너무 저려서 잘 때 쥐도 잘 나고, 아침마다 손, 발, 얼굴이 퉁퉁 부었어요. 1시간 동안 주물러야 간신히 잠들 만큼 심한 통증이 있었고 거동조차 힘들 때도 많았죠. 또 편두통이 너무 심해서 커피를 안 마

시면 정신이 안 났습니다."_신인순 씨(60세)

"고혈압 약을 복용했는데 혈압은 안 떨어지고 오히려 심장에 압박이 생겨 두근거림 증상으로 10분 걷기도 힘들 정도였어요. 잠을 잘 못 잤고 화장실을 다녀와도 항상 소변이 마려운 느낌이라 자다가도 여러 번 깼습니다.

노트에 피 해독 후 좋아진 점을 날마다 꼼꼼하게 기록해보고 있는데 지금은 10시에 푹 자고 6시에 기상해요. 붓기도 사라지고, 빨리 걷거나 계단을 오를 때 가슴이 뛰지도 않고 숨도 안 차서 쉬지 않고 걸을 수 있었어요. 그 전엔 땀이 안 났는데 이제는 땀이 잘 납니다."_김종순 씨(56세)

핏속 독소가 쌓이면 땀이 안 난다. 순환이 잘 안 되므로. 땀이 난다는 것은 순환이 된다는 것이고 체온이 올라가 대사 활동이 활발해진다는 증거다. 즉, 땀이 난다는 것은 회복의 증거다!

"아마 내가 해독 전과 해독 후의 변화가 가장 큰 사례일 겁니다. 혈압이 140-190mmHg에서 피 해독을 시작했는데 96-134mmHg까지 떨어져 거의 정상 수준이 되었어요.

또 몸이 무겁고 아팠는데 해독 후 얼굴이 맑아지고 몸이 가벼워졌습

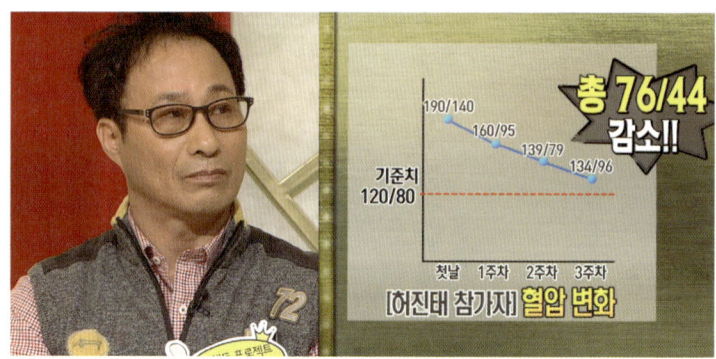

▶ 허진태 씨의 혈압 변화 그래프

니다. 삼겹살에 술을 즐겨 먹었지만 요새는 두 잔만 들어가도 몸에서 거부해요. 짐작에는 피가 맑아지면 술이 더 잘 들어갈 것 같은데 몸에서 거부해서 참 신기해요."_허진태 씨(51세)

"평소 뒷목이 뻐근하고 편두통 증상이 있었고 손발 저림으로 잠을 잘 못 잤습니다. 불면증으로 반복되는 만성 피로도 뒤따랐고, 눈도 자주 아프고, 두통도 심했죠. 그러나 해독 후에는 아침에 일어날 때 몸이 개운하고 가벼워졌어요. 손발 저림 증상도 개선되어 눈이 아프거나 두통이 심했던 증상이 사라졌습니다."_이철우 씨(45세)

"당뇨 수치가 258mg/dl로 엄청 났는데 102mg/dl로 개선을 했어요. 당연히 당뇨약은 끊은 상태구요.

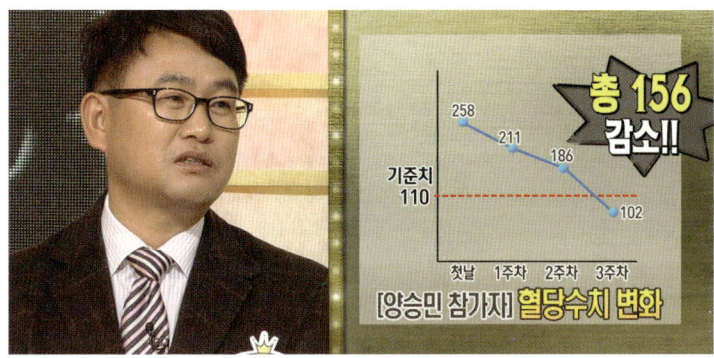

▶ 양승민 씨의 당뇨 수치 변화 그래프

해독 전 불면증에 시달려 선잠을 자다 두세 번씩 깨곤 했는데 해독 후엔 아침까지 푹 자고 그 덕분인지 체중이 8Kg이나 빠졌어요. 또 만성 설사로 하루에 화장실을 8번씩 갔는데 하루 한 번 규칙적인 배변으로 만성적인 설사가 개선되었습니다."_양승민 씨(51세)

설사와 피 해독에 무슨 관계가 있는 것일까? 혹시 설사와 구토는 스스로 독소를 배출하려는 자기 치유력일까?

선재광 한의사의 설명에 따르면 이는 자기 치유력이 발휘되는 게 아니라 간 기능에 이상 신호가 생긴 것이다. 위장이 안 좋은 사람, 구토와 소화 장애가 있고, 대장이 안 좋은 사람은 설사와 불편한 변, 잦은 방귀를 뀌게 된다고 한다.

따라서 위와 장의 1차적인 문제보다 더 나아가 사실은 간 기능에 이상이 있다는 신호로 받아들여야 한다. 핏속 독소를 제거하면 설사와 구토 증상이 완화된다.

"10년간 고혈압 약을 복용해와서 늘 뒷목이 뻣뻣하고 멍한 상태였어요. 어깨는 항상 굳어 있고 만성 피로로 집에 돌아와 늘 아이들에게 계속 밟아달라고 했어요. 당뇨 수치도 살짝 높았는데 프로젝트 3주 만에 복용하던 약을 다 끊었습니다. 그리고 무엇보다 발기부전 증세가 있어서 자신감이 없어졌는데 피 해독 2주 만에 발기부전이 개선되었어요. 피 해독 후에 20년은 회춘한 기분이 듭니다."_남징락 씨(53세)

피의 독소와 발기부전이 어떤 관계가 있을까?

발기부전도 나이가 들면 자연스럽게 나타나는 현상이 아니다. 젊은 남성들도 예외가 아니다. 발기부전은 스트레스와 잘못된 식습관, 생활 습관으로 혈관 자체의 노화가 촉진되어 일어나기 때문이다.

남성들의 경우 체력이 떨어지고 혈관계가 막히면 성기능 장애가 발생한다. 발기부전도 혈액의 문제다. 발기부전은 몸 상태가 안 좋으니 2세를 낳으면 안 된다고 몸이 보내는 신호인 셈이다. 고혈압, 고지혈증, 당뇨, 비만인 사람에게 나타나는 발기부전은 피 해독으로 충분히 호전이 가능하다.

모든 남성들이 컨디션이 안 좋거나 피곤하면 발기부전의 증상이 나타나지만 의학적으로 발기부전 진단을 내리는 경우는 3개월 이상 증상이 지속되었을 경우다. 약물 치료 등 여러 치료 방법이 있지만, 체중 감량과 식이요법, 운동 요법을 병행하지 않으면 근본적인 치료가 안 된다.

참가자 모두 3주간 철저한 피 해독 실행으로 중증 질환인 고혈압과 당뇨에서 좋은 결과를 얻을 수 있었다.

이름	일자별 혈압 변화(mmHg)				
	1월27일	2월7일	2월10일	2월12일	2월14일
신인순 (고지혈증)	160/100	–	125/74	128/80	133/78
김종순 (고혈압)	164/124	169/121	154/109	151/93	136/78
이철우 (만성질환)	160/110	122/92	124/87	–	120/81
양승민 (당뇨)	150/110	130/90	136/81	107/59	125/83
	혈당 258	혈당 186	혈당 166	혈당 127	혈당 146
남징락 (당뇨/ 고지혈증)	150/100	–	129/80	–	–
	혈당 142	–	혈당 94	–	–
허진태 (고지혈증)	190/140	148/92	139/79	–	138/80

• 프로젝트 이후의 혈압, 혈당 수치 변화

보통 고혈압과 당뇨에서 변화를 얻기 위해선 6개월에서 1~2년 정도 장기간 치료를 해야 하는데, 집중적인 피 해독 3주간의 기간 동안 혈압이 떨어지고 당뇨 수치가 떨어졌으며 몸의 다양한 증상들이 호전되었다.

중증 질환자가 아닌 일반 사람도 피 해독을 통해 두통, 만성 피로, 설사, 불면, 손발 저림과 얼굴 붓는 등 각종 불편한 증상을 개선할 수 있었다. 약을 안 먹고 식습관 개선만으로 이루어낸 결과에 의사들도 놀랄 정도였다.

그런데 왜 3주일까?

3은 우리 민족이 좋아하는 숫자이기도 하지만, 잘못된 식습관으로 혈액에 독소가 쌓이는 데 걸리는 시간이 단 3일이기 때문이다. 반대로 3일만 잘 관리해도 피는 깨끗해진다. 그러나 고혈압이나 고지혈증처럼 중증 질환자의 경우 피 해독을 위해 3주간의 시간이 필요하다.

또한, 핏속 독소의 영향을 받은 체세포가 회복되는 시간이 바로 3주이다. 체세포의 평균 수명이 20~30일 정도로 우리 몸은 3주마다 새로 태어난다고 볼 수 있다. 항암 치료할 때 암세포뿐만 아니라 정상 세포도 파괴되는데 혈액 세포는 3주 후에 정상적으로 회복이 된다. 그래서 피 해독 프로젝트의 3주는 아주 큰 의미가 있다. 선재광 원장은 3주를 피 해독의 건강 주기라고 보고 있다.

그야말로 피 해독을 통한 3주간의 기적이라고 할 수 있다. 이제 피 해독의 기적을 일으킨 숨은 비결, 청혈 주스 만들기를 알아보자.

청혈 주스 만들기

청혈 주스의 원리

나쁜 기름을 제거하는 데 탁월한 효능이 있는 생강과 양파를 재료로 만든 청혈 주스! 피를 맑게 하기 위한 청혈 주스는 어떤 원리로 만

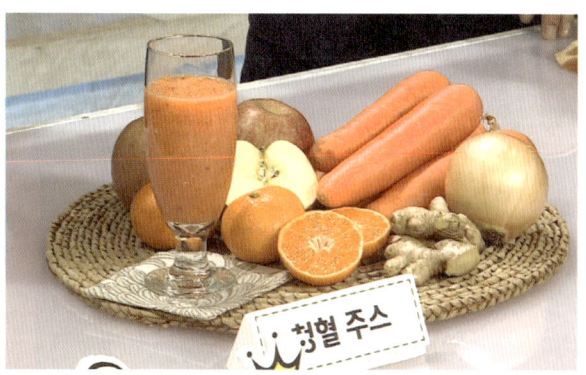

▶ 당근. 사과 , 귤, 생강과 양파

들까?

청혈 주스의 핵심은 생강과 양파의 약성과 당근과 사과의 살아 있는 효소로 신체의 대사 기능을 활발하게 만드는 데 있다.

청혈 주스의 핵심은 생강

생강은 〈본초강목〉에서 만 가지 병을 예방한다고 말하는 약재로 한 방에서 쓰이는 100여 종 처방 가운데 70%에 생강이 배합된다. 생강 없는 한약은 성립되지 않는다고 할 정도다. 유럽에서 16세기에 페스 트가 창궐했을 당시에 생강을 먹던 사람은 살아남았다는 에피소드가 있을 정도로 생강은 면역력을 키워주고 해독 작용을 하는 데 뛰어난 효능을 가졌다.

특히, 음식과 피의 해독, 혈관의 노폐물 제거 능력이 탁월하다. 생강 은 항균 작용은 물론이고 항궤양 성분도 함유해서 헬리코박터균까지 억제하고, 콜레스테롤 수치를 감소시킨다. 그야말로 피 해독의 열쇠라 고 할 만하다.

장을 튼튼하게 하는 사과

청혈 주스에 넣는 사과는 장을 튼튼하게 해서 장 해독에 영향을 미 친다. 사과 속의 펙틴이 장 속 유산균 등 좋은 균을 늘려주고 대장균과 같은 유해균의 번식을 억제하기 때문이다. 또한 콜레스테롤을 흡착해서 체외로 배설시키는 작용으로 한다. 껍질째 넣는 게 가장 좋다.

당근은 피를 보충하는 역할

청혈 주스의 감초, 귤에도 펙틴 같은 수용성 식이섬유가 풍부하고 특히 귤의 하얀 부분은 핏속의 중성 지방을 분해하는 작용이나 아토피 등의 알레르기에도 효과가 있다. 반드시 흰 부분을 같이 먹는 게 좋다.

불필요한 지방을 없애는 양파

양파의 유화 알릴이라는 성분은 신진대사를 촉진하고 모세 혈관을 확장시키고 체온을 상승시킨다. 혈액 속의 불필요한 지방과 콜레스테롤의 축적을 억제해서 동맥경화와 고지혈증을 예방한다.

청혈 주스 레시피

청혈 주스의 재료는 2인분을 기준으로 다음과 같다. 2인분 혹은 3인의 한 가족이 한 번에 먹기에 적당한 양이므로 1인분을 만든다면 비율을 감안해 가감해야 한다.

준비할 재료는 (2인분 기준) 당근 400g, 사과 200g, 귤 100g, 양파, 생강 각각 10g 이다.

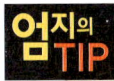

청혈 주스 만들기

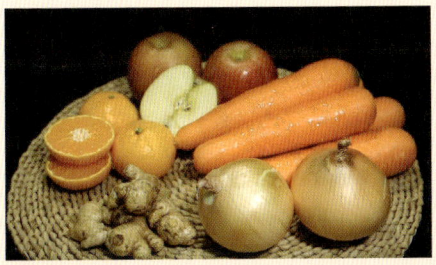

준비물

(2인분 기준) 당근 400g, 사과 200g, 귤 100g, 양파, 생강 각각 10g

만드는법

① 당근, 사과, 귤, 양파는 자르고, 생강은 즙을 낸다.
② 믹서에 넣고 간다
③ 컵에 따라 먹는다.
④ 양파 냄새가 싫으면 볶거나 데쳐서 넣는다.

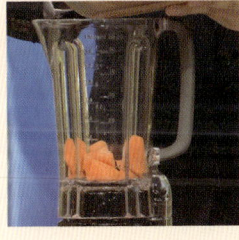 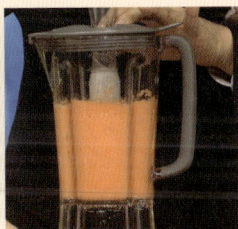 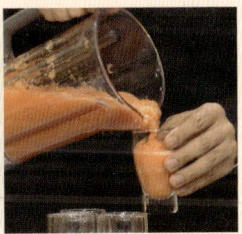

혹시 이렇게 재료만 넣고 간 주스가 너무 빽빽할 경우엔 물을 첨가
해도 되지만 물을 너무 많이 넣으면 포만감이 커서 1회분을 다 먹기 어
렵고, 해독의 효과가 떨어진다. 청혈 주스를 만들 때 물은 반드시 30cc

까지만 넣어야 한다.

  귤 같은 계절 과일의 경우 딸기나 오렌지, 자몽, 포도, 키위 등의 대
체 과일을 이용해도 된다. 다만 고혈압 환자라면 고혈압 약과 베리류
(포도, 자몽)를 함께 먹으면 간 해독에 문제가 발생할 수 있다. 그러므로
고혈압 환자의 경우는 귤 대신 딸기와 오렌지, 키위 정도를 이용할 수
있다. 특히 약은 꼭 물과 함께 섭취해야 하지, 주스와 함께 섭취하면 안
된다. 반드시 이 점에 유의해야 한다.

귤 대신 활용할 수 있는 과일

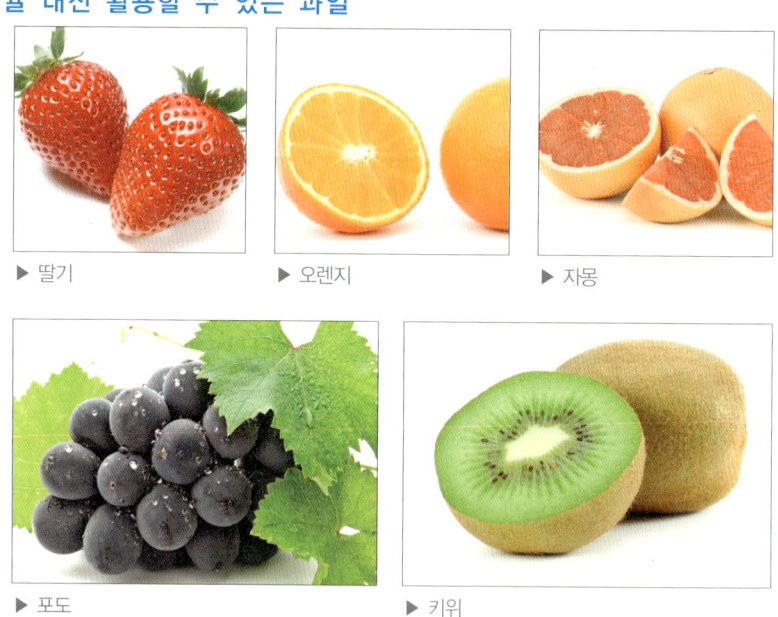

▶ 딸기   ▶ 오렌지   ▶ 자몽

▶ 포도   ▶ 키위

간혹 청혈 주스를 먹고 머리가 아팠다거나 속이 쓰렸다고 호소하는 경우가 있다. 생강과 양파의 약성 때문에 통증이 발생하는 경우인데 위장이 약하거나 열이 있는 경우 이런 부작용이 발생할 수 있다.

청혈 주스를 먹고 속이 아프고 트림이 나거나 가슴이 답답하다면 몸에 맞지 않는다는 증거다. 가능한 소개한 비율을 따라서 만들어 먹는 것이 좋지만 이런 경우 체질에 맞게 생강과 양파의 양을 조절하며 섭취해야 한다. 열이 많은 사람은 생강을 과하게 먹어도 부작용이 있을 수 있다.

한편, 당근에는 베타카로틴이 많은데, 이 베타카로틴은 단호박과 고구마에도 많다. 평소 고구마와 단호박을 많이 먹는 사람이라면 당근의 양을 조절할 필요가 있다. 술 담배를 많이 하는 사람이 베타카로틴을 과다 섭취할 때 암 발병률이 20% 증가한다는 연구 결과가 나와 있다.

당뇨 환자, 노인, 성장기 어린이는 청혈 주스와 함께 탄수화물 섭취를 반드시 해야 한다.

핏속 기름을 제거하는
최고의 청혈 밥상

피 해독에 필요한 시간

선재광 한의사는 고지혈증 예방은 물론 약을 먹지 않고도 각종 혈관계 질병 치료가 가능하다고 말한다. 게다가 피 해독의 방법이 그리 어렵지 않다고도 한다.

피는 환경의 변화에 굉장히 예민하게 반응한다. 굉장히 빨리 나빠지기도 하지만, 굉장히 빨리 좋아지기도 한다는 뜻이다. 피가 먹는 음식에 얼마나 급격하게 반응을 하는지 확인할 수 있는 실험을 해보았다.

회식에서 고기를 먹을 때도 기름은 떼고, 쌈 같은 야채와 양파를 많이 먹는다는 박상준 원장. 실험을 앞두고 혈액을 채취해 맑은 유자색으

식사와 피 건강 실험

피는 환경의 변화에 굉장히 예민하게 반응한다. 굉장히 빨리 나빠지기도 하지만, 굉장히 빨리 좋아지기도 한다. 평소 건강한 식습관을 가진 박상준 원장을 통해 음식을 통해 피가 얼마나 오염되는지 확인하는 실험을 해 보았다.

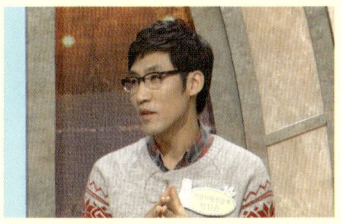

박상준 원장 가정 의학과 전문의

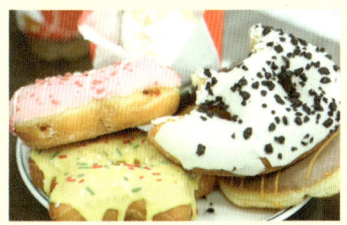

첫째 날 오전, 과자와 도넛 간식

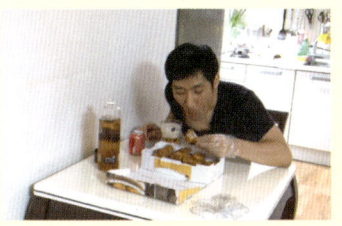

둘째 날 밤, 치킨과 맥주.

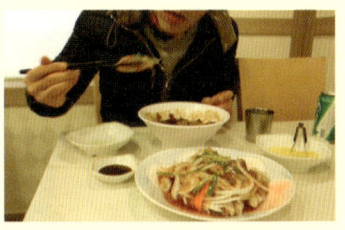

셋째 날 점심, 탕수육과 자장면

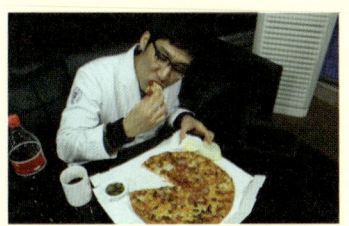

넷째 날 저녁, 피자

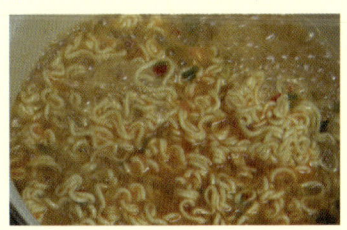

다섯째 날 밤, 라면

로 보이는 깨끗한 혈액 상태를 확인할 수 있었다. 그리고 실험을 진행하는 5일간 야식과 고열량식, 간식을 집중적으로 섭취했다. 5일 후 공복 상태에서 다시 채취한 박상준 원장의 혈액은 어떻게 달라졌을까?

5일 후에 다시 채취한 혈액은 한눈에 보기에도 노폐물이 많이 생겼다. 말초 혈관 순환에도 변화가 생겼다. 실험 전에는 혈액 순환이 말초 혈관이 있는 손끝까지 잘 돌고 있는 모습이 보이지만, 5일 후에는 말초 혈관에 혈액이 돌고 있는 모습이 거의 보이지 않았다. 5일 만에 말초 혈관 순환 장애가 생겼다는 뜻이다.

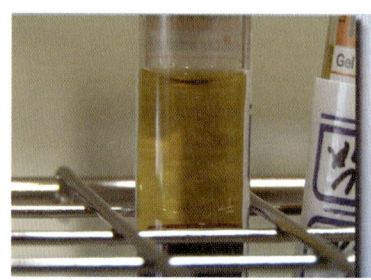

▶ 실험 전 깨끗한 혈액

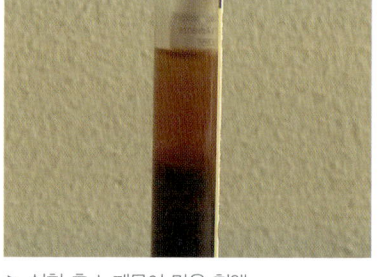

▶ 실험 후 노폐물이 많은 혈액

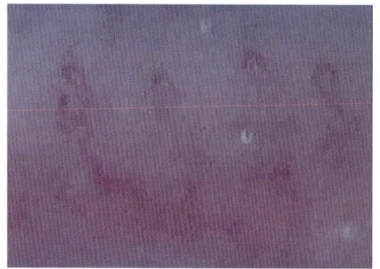

▶ 실험 전 모세 혈관

▶ 실험 후 모세 혈관

큰 혈관은 지방 덩어리가 생겨도 혈액이 지나간다. 그러나 적혈구는 좁은 말초 혈관이나 지방 덩어리 노폐물이 쌓여 좁아진 혈관은 통과할 수 없다. 말초 혈관에 산소 공급이 부족하면 손발 끝이 저리고, 염증이 오거나 통증이 올 수밖에 없다.

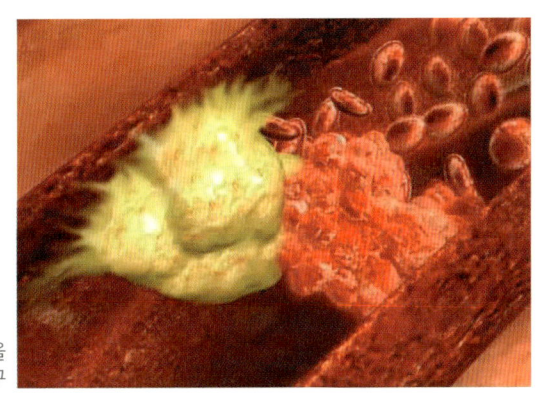

▶ 지방 덩어리에 막혀 혈관을
통과하지 못하는 적혈구

박상준 원장은 장 건강에 매우 자신이 있었는데 실험 중에는 하루 한번 규칙적으로 가던 화장실을 3~5회 들락날락 하게 되었고 갔다 와도 잔변감이 남고 장이 꽉찬 느낌을 받았다. 또한 이유 없이 종기나 부스럼이 생겨나고, 피로감이 느껴졌다.

객관적인 검사 수치도 변화가 생겼다. 적은 차이지만 간 수치도 증가했으며 5일 만에 몸무게가 2Kg이나 증가했다. 또 큰 폭으로 중성지방 수치가 늘어났다. 몸속의 피는 이렇게 빨리 반응한다.

피검사 수치		전	후	변화
중성 지방(mg/dl)		67	81	+14
간 수치	AST	21	27	+6
	ACT	41	47	+6
몸무게		74.1 Kg	76.1 Kg	+2kg

• 박상준 원장의 실험 전후 피 검사 수치 변화

피는 이렇게 빨리 음식에 반응을 한다!
그러나 반대로 생각해보면, 해독도 빠를 수 있다!

"이 실험은 반대로 5일만 건강한 음식물을 제대로 섭취하면 해독 할 수 있다는 증거도 된다. 혈액은 결과적으로 음식 섭취를 통해 정화가 가능하다. 핏속 독소로 이미 조직이나 장기에 심각한 문제가 생겼다면 시간이 더 걸리겠지만 일반적인 피 해독은 일주일이면 충분하다."

_박상준 원장

우리 인체는 스스로 깨끗하게 정화하는 자정 작용이 있다. 음식을 먹고 에너지로 쓰고 나머지는 간 등에서 해독을 시킨다.

건강 검진할 때 8시간 이상 공복상태를 유지해서 오라는 말은 음식 섭취 후 2시간까지 피가 음식을 흡수하는 수치가 최고조에 다다른 후, 자정 작용으로 더는 피로 흡수되지 않기에 간이 흡수를 끝내는 시간을 고려해서 하는 말이다.

피 해독의 특급 비결1 – 기름을 제거하라

음식으로 섭취하는 피 오염의 주범은 기름이다. 그러므로 피 해독의 핵심도 핏속의 기름 제거에 달려 있다.

구하기 쉽고, 섭취하기 쉽고, 누구에게나 도움이 되는 피 해독의 비결, 핏속의 기름을 제거해 주는 강력한 해독제가 있다.

5일이면 가능한 피 해독의 해답은 생강, 양파, 옻이다.

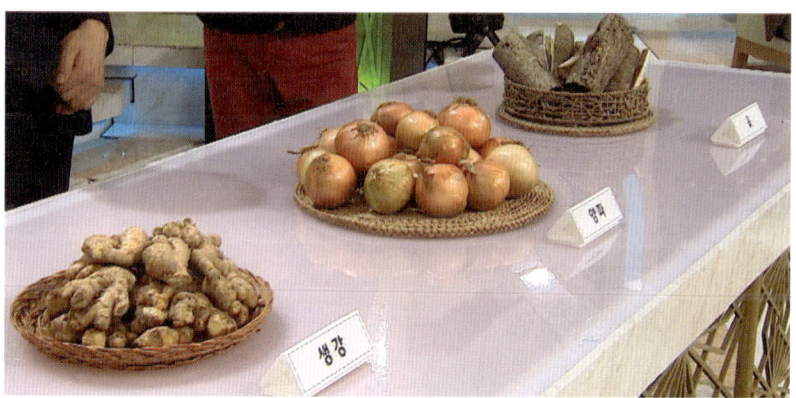

▶ 생강, 양파, 옻

첫 번째 해결사, 생강

생강은 공자님과 조선 왕가의 건강 비법, 피 해독의 식재료였다.

공자의 장수 비결은 끼니때마다 챙겨 먹은 생강 2~3쪽이었다고 하고, 육식과 술을 즐겨해 열이 생기고 피가 탁했던 조선 태종은 생강과 계피를 즐겨 먹었다고 한다.

기름진 음식을 주로 먹는 중국 사람들에게 심혈관 질환이 적은 이유를 생강과 양파에서 찾기도 한다. 특히 생강은 혈관의 노폐물을 제거하여 피를 맑게 해주고 인체에 활력을 준다. 위와 장에 특히 좋은 식재료이며 멀미가 심할 때 생강차를 마시면 가라앉힐 수 있다.

소기름 분해에는 생강이 최고

그러나 무엇보다 생강이 피 해독에 탁월한 이유는 기름의 분해에 탁월한 효과를 보이기 때문이다. 콜레스테롤 수치 때문에 육류 섭취를 꺼리는데, 고기가 문제가 아니라 고기 기름이 핏속에서 굳는 게 진짜 문제다. 육류 중 최고의 단백질인 소고기는 특히 기름 분해가 어렵다. 사람의 체온 36.5도에서 소고기 지방은 녹지 않고 굳는다. 이것이 우리 몸속에 들어가 굳으면 죽음의 덩어리라는 성인병의 주범, 혈전을 만든다. 따라서 잘 굳는 소고기 기름 분해에 생강이 최고의 해결사다.

생강의 기름 분해 능력이 어느 정도인지 2가지 실험을 통해 검증해 보았다.

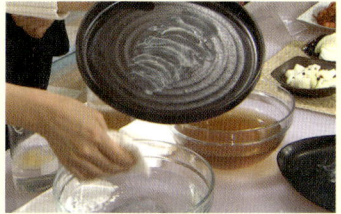

1. 두 개의 접시에 엉겨붙은 소기름

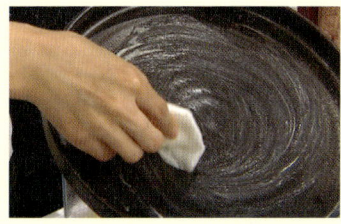

2. 맹물로 설거지 하는 모습

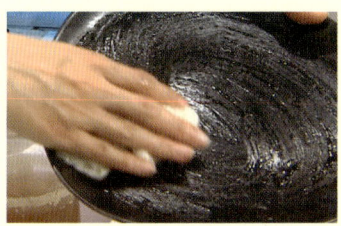

3. 생강차로 설거지 하는 모습

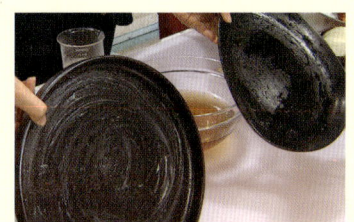

4. 남은 기름 비교

꽃등심을 굽고 난 접시에 하얗게 소기름이 엉겨 붙었다. 맹물과 생 강차 물에 담근 페이퍼 타올로 닦아 보았다. 미끌거리고 번지기만 하는 맹물과 달리, 생강차로 닦자 소기름이 녹으면서 제거되는 것을 확인할 수 있다.

생강이 기름기 제거에 탁월함을 알 수 있다.

생강의 기름 분해력 실험 2

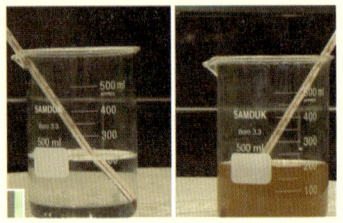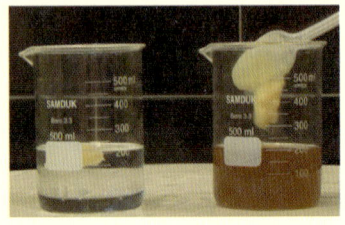

1. 물(좌) VS 생강차(우)

2. 기름 덩어리를 넣는다.

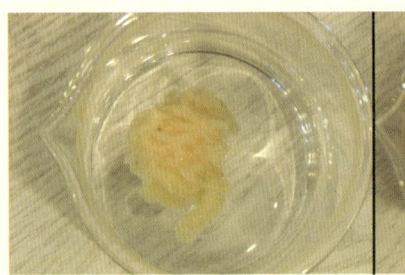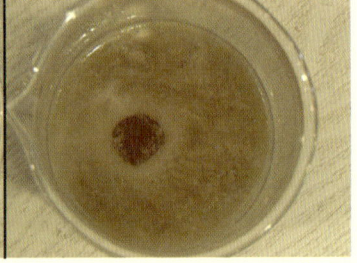

3. 기름이 둥둥 떠 있는 물 VS 분해되서 없어진 생강차 비이커

사람의 체온과 같은 온도의 맹물과 생강차에 각각 꽃등심에서 얻은 기름을 넣어 보았다. 역시 맹물에선 기름이 그대로 둥둥 떠 있으나, 생강차에선 기름이 분해되서 사라진 것을 확인할 수 있다.

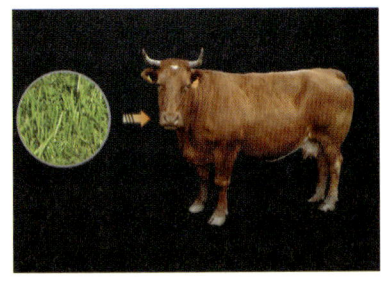

▶ 생강과 소

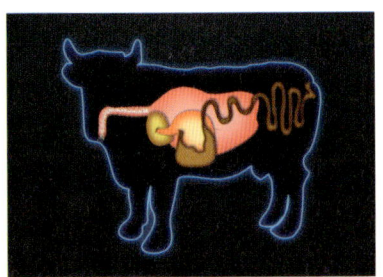

▶ 소 위장

4개의 반추위로 끊임없이 먹이를 되새김질하는 소는 위장 계통이 약한 동물이다. 소가 병에 걸릴 때는 보통 담낭 담관에 염증이 생기고 결석이 생겨서 소화가 안 되서 말라 죽게 된다. 그 결석이 바로 뇌경색, 뇌출혈, 심장, 혈관 해독에 최고의 약재라고 하는 '우황(牛黃)'이다. 소화가 잘 안될 때 소가 절대로 먹지 않는 게 삼(蔘)잎이다. 그러나 삼잎은 비싸서 대용으로 성질이 비슷한 약재로 생강이 쓰인다. 그래서 생강을 소고기와 함께 먹을 것을 추천한다.

생강의 분해 능력을 이용한 음식 궁합은 의외로 자주 볼 수 있다. 장어를 먹을 때도 생강이 같이 나오는데 장어의 기름을 생강이 잡아준다. 고기를 잴 때 생강을 소스에 넣거나 생강차를 후식으로 먹는 것도 같은 맥락에서 도움이 된다.

생강과 계피로 만든 수정과도 좋지만 설탕이 많이 들어 있으므로 반드시 생 생강을 구입해서 푹 끓여 먹는 것이 가장 좋다. 또는 고기와 함께 생강을 채 썰어 함께 먹는 등 소량의 생강이라도 반드시 먹을 것을 권장한다.

두 번째 해결사, 양파

우리 국민이 즐겨먹는 고기 1위가 돼지고기, 2위가 닭고기, 3위가 소고기라고 한다. 그야말로 '국민 고기'라고 할 수 있는 돼지고기.

돼지고기는 성질이 차고 맛이 달아서 누구나 좋아하고 많이 먹을 수 있다. 소고기보다 포화 지방 함량도 낮다. 그런데 무엇이든 잘 먹는 돼지를 아무리 굶겨도 안 먹는 음식이 있다. 바로 양파다. 피하 지방이 풍부해야 하고, 살이 쪄야만 살 수 있는 돼지가 동물적인 본능으로 먹지 않는 것으로 추측할 수 있다.

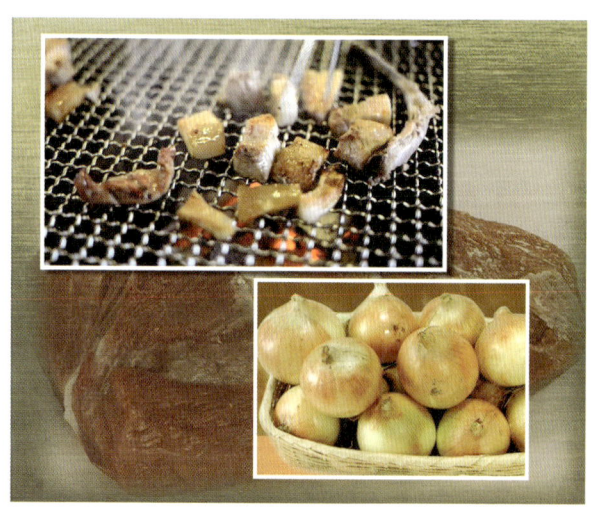

▶ 삼겹살과 양파

양파는 피하 지방을 분해하는 속도가 아주 빠르다. 양파는 돼지고기의 기름을 분해하는 데 효과가 아주 탁월하다.

삼겹살 먹을 때 마늘을 자주 먹는데 마늘도 알리신이란 성분이 있어서 효과가 있으나 입에 자극적인 마늘보다는 양파가 더 먹기 편하다. 양파는 열을 가해도 성분에 변화가 없으므로 익혀 먹어도 좋다.

고혈압 약을 장기 복용하는 경우, 육식을 할 때 양파를 꾸준히 먹으면 고혈압 치료에도 도움이 된다. 물론, 음식으로 고혈압을 치료가 가능한 환자의 경우에 해당된다.

세 번째 해결사, 옻

옻닭, 옻오리로 친숙한 옻! 옻은 해독력이 강하며, 생강과 양파보다 2~3배 더 강한 기름 분해 능력이 있다. 고기 종류마다 기름을 분해하는 식재료가 다른데, 옻은 모든 종류의 고기 기름을 분해한다.

옻은 포화 지방산을 불포화 지방산으로 만든다. 포화 지방은 말 그대로 다 포화되어 딱딱하게 결합이 굳은 해로운 지방이다. 이걸 부드러운 액체 상태의 지방으로 바꾸어 주는 역할을 하는 것이다. 액체 상태를 유지하면 변으로 쉽게 배출이 되므로 해독이 된다.

옻은 알레르기 성분을 반드시 제거한 다음에 먹어야 하는데 닭이나 오리로 요리하면 알레르기 성분이 중화되어 가장 좋은 조리법이라고 할 수 있다.

맹물과 옻 달인 물의 차이

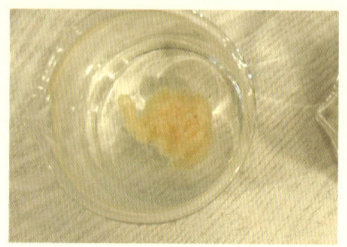
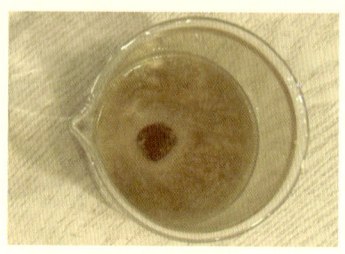

▶ 맹물-고기 기름이 떠 있다.　▶ 옻 달인 물-고기 기름이 녹는다.

옻 달인 물에
고기 기름을 넣었을 때

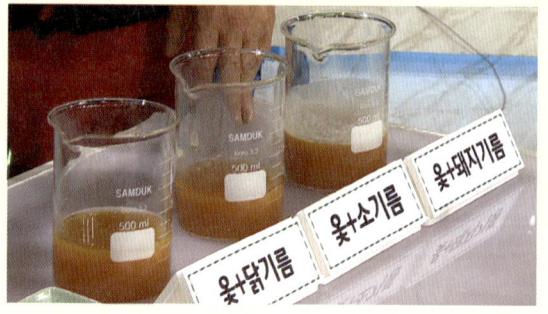

▶ 옻은 모든 고기의 기름을 액체 상태로 분해한다.

　일반적으로 옻은 성질이 따뜻하고 매운 맛이 있으며 어혈을 삭혀 생
리 불순 등에 처방하는 약으로 알려져 있다. 〈동의보감〉에는 산후통을
낫게 하고 소장을 잘 통하게 하고, 회충을 없애며 전염성 결핵에도 쓴

다고 나온다.

그런데 꼭 옻을 먹을 때 꼭 주의해야 할 사람이 있다. 아스피린 등 항혈전제를 복용하는 사람은 옻을 먹으면 급격히 피가 묽어진다는 점을 반드시 기억해야 한다.

피 해독의 특급 비결2 - 고기와 밥은 최악의 궁합

다음 밥상 차림에서 좋지 않은 점을 찾아보자.

우리가 즐겨먹는 밥상 차림이다. 보통 우린 구운 고기를 생채소에 싸고 마늘과 하얀 쌀밥을 함께 먹는다. 고기를 생채소에 싸서 먹는 것은 조상의 지혜가 담긴 우리의 식사법이 맞다. 고기 양의 3배 정도의 채소를 섭취하면 좋고, 생마늘을 쌈장에 찍어 먹는 것도 해독에 아주

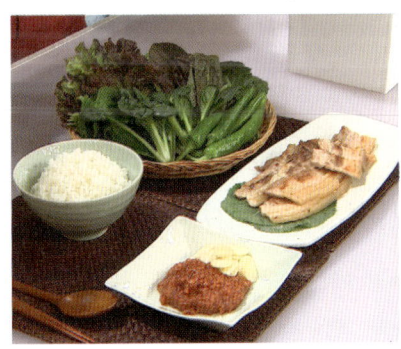

▶ 삼겹살 구이 + 상추/ 깻잎/ 고추 + 마늘
  + 쌈장 + 하얀 쌀밥

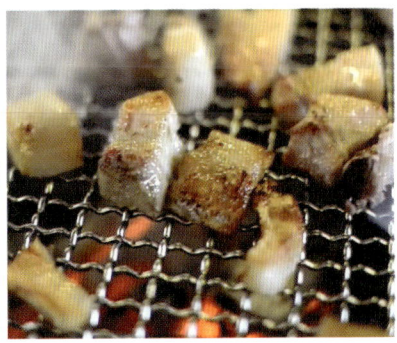

▶ 삼겹살 구이

큰 효과가 있다. 문제는 하얀 쌀밥! 고기와 하얀 쌀밥은 아주 상극이다. 특히 하얀 쌀밥은 흰 설탕을 먹는 것과 마찬가지다.

고기의 단백질이 우리 몸에 들어오면 소화하는 데 무려 16시간이 필요하다. 밥의 탄수화물은 과섭취하면 지방으로 변한다. 핏속 독소의 주범인 고기와 탄수화물을 함께 섭취하면 몸속에서 모두 지방으로 쌓인다.

더구나 고기를 소화하느라 많은 에너지를 써서 대사에 쓸 에너지가 부족해 피곤할 수밖에 없다. 스테이크와 함께 으깬 감자나 구운 고구마를 함께 올리거나 빵 바구니를 두고 함께 먹는 서양 사람들은 우리나라보다 더 심각하게 심혈관계 질환이 사회 문제가 되고 있다.

고기와 함께 탄수화물을 섭취하는 습관은 버려야 한다. 고기를 먹고 후식으로 국수나 냉면을 먹는 습관, 쌀밥, 감자, 옥수수를 곁들이는 식습관은 피해야 한다.

또, 먹는 순서도 중요하다. 밥을 먼저 먹으면 혈당이 올라가고, 흡수를 하려고 하는 상태에서 단백질이 들어오며 몸에서 소화, 흡수가 힘들다. 당 흡수를 덜 하려면 채소 → 고기 → 밥 의 순서를 지켜 먹는 게 좋다.

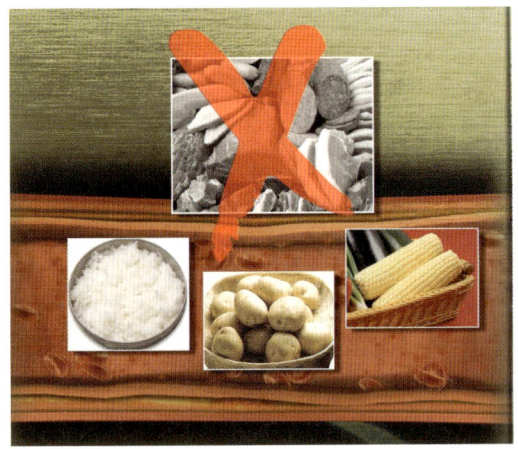

▶고기와 같이 먹으면
해로운 음식

피 해독의 특급 비결3 – 오메가3, 6, 9

우리가 먹는 기름은 오메가3, 6, 9가 골고루 들어있는 기름과 어느 하나가 들어 있지 않은 기름으로 나누어진다.

오메가3는 세포를 보호하고 망막이나 중추 신경 손상을 막아 주며 신진 대사가 잘 되도록 도와준다. 오메가6는 콜레스테롤 양

엄지의 상식 고기와 밥의 순서

① 고기를 먹을 땐 탄수화물을 피하라.
② 고기를 먹을 땐 순서를 지키자.
③ 채소 → 고기 → 밥

을 저하해 심장 질환을 예방해주며, 적혈구를 조직하므로 성장에 꼭 필요하다. 오메가 9는 나쁜 콜레스테롤을 감소시키고, 노화 예방의 효과가 있다.

우리 몸은 이 중 어느 하나만 결핍되어도 몸에 이상이 온다. 건강에 좋은 기름은 오메가3와 오메가6의 비율이 1: 1~4 이다. 특히, 오메가3와 6는 외부 섭취로만 보충이 가능한 필수 지방산인데, 현대인의 식생활은 주로 오메가6 섭취에 치중되어 있다. 의도적으로 오메가3를 섭취해야 하는 이유이다. 보통 사람들은 체내에 오메가3를 1Kg은 저장하고 있다. 그런데 보충을 하지 않으면 6개월 후에 저장한 오메가3를 다 소비하고 결핍되어 손발 저림, 시력 감퇴 등의 증상이 나타난다. 축적하긴 하지만 외부 섭취를 너무 안 하면 당장이 아니라 6개월 뒤에 꼭 문제가 나타나는 것이다.

고기도 오메가3, 6, 9가 골고루 들어 있는 고기가 있고, 그렇지 않은 고기가 있다. 방목해서 키운 소고기는 오메가3, 6, 9가 골고루 들어 있고, 사육소는 다중 불포화 지방과 포화 지방, 화학물과 호르몬이 혼합되어 있다. 많은 소들이 살을 찌우기 위해 일상적으로 에스트로겐 주사를 맞는다. 이 에스트로겐은 식탁에 오를 때까지 없어지지 않고 여전히 존재한다. 이들 독성 물질들의 대부분은 축산물의 지방 조직에 농축되어 있다. 사육소의 지방을 먹는 것은 오메가3, 6, 9 대신에 독성 물질을 섭취하는 셈이다.

피 해독을 도와주는 착한 기름 Best 5

요리할 때 자주 사용하는 식용유에도 오메가3, 6, 9가 골고루 들어 있는 기름이 있다. 이왕이면 이런 기름들로 요리를 하면 더 좋지 않을까?

피 해독을 도와주는 착한 기름 1위~5위를 살펴보자.

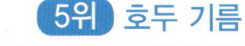 **호두 기름**

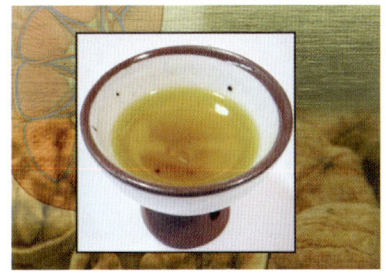

▶ 5위- 호두 기름

5위로 뽑힌 호두 기름은 불포화 지방산과 오메가3과 오메가6이 알맞게 들어가 있다. 뿐만 아니라 단백질과 비타민 A와 E, 칼슘, 인, 철분, 섬유질 등 몸에 좋은 영양소가 다량 들어 있다. 폐와 신장의 기능을 강화해주어 감기나 천식에 효과가 있다고 알려져 있다. 옛날 선조들은 기침을 예방하기 위해 달걀에 호두 기름을 첨가해서 먹었다고 한다.

호두 기름이 뇌에 좋다는 것도 널리 알려져 있다. 뇌를 활성화시키는 물질이 들어 있어 성장기 어린이에게 좋으며 노인성 치매를 예방하는 효과도 있다. 다만 다른 기름보다 산패가 빠르고 열에 약한 단점이 있어, 열을 가하는 조리법보다는 샐러드나 무침 요리에 넣으면 좋고, 올리브유 대신 빵과 함께 먹으면 고소하고 맛이 있다.

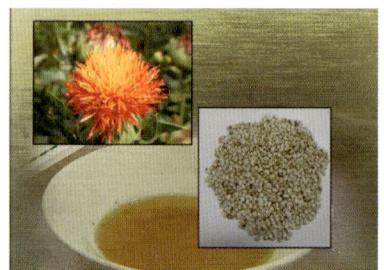

▶ 4위- 홍화씨유

갱년기 여성에게 좋다고 알려진 홍화씨유가 착한 기름 4위에 뽑혔다. 홍화의 꽃은 어혈 작용과 해독의 능력이 뛰어나 부인병이나 복통 등의 약재로 쓰여 왔다. 열매에서 추출한 홍화씨유는 리놀산이 풍부해 콜레스테롤 과다에 의한 동맥 경화증의 예방과 치료에 쓰인다.

또한 통증 완화 효과가 커서 스포츠 마사지용으로도 많이 쓰인다. 간과 심장 질환 강화, 혈관계 질환과 혈액 순환 개선에 효과가 있다. 그러나 성질이 매우면서 열성이고 오메가6가 조금 더 많은 기름이어서 몸을 상하게 할 수도 있으므로 과다 섭취는 금물이다. 발열점이 다른 기름에 비해 높으므로 튀김 요리에 이용하면 좋다.

3위 올리브유

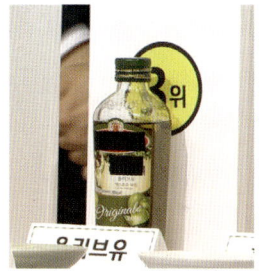

▶ 3위- 올리브유

세계 건강 5대 식품으로 선정된 올리브유가 착한 기름 3위에 올랐다.

미국의 거부 록펠러는 건강 비결을 매일 한 스푼씩 엑스트라 버진 오일을 섭취하는 것이라고 밝힌 바 있다. 스페인과 그리스 등 올리브 소비량이 많은 유럽 국가의 심장병 발병률이 현저히 낮다는 연구 결과도 있다.

콜레스테롤 생성을 억제하는 불포화 지방산이 85% 이상으로 매우 높고 오메가9인 올레인산이 65~85% 정도 들어 있다. 간에서 담즙 배출을 도와주고, 혈액을 건강하게 해서 암에 대한 저항력과 면역력을 높여주므로 만성질환 예방에 효과적이다.

보통 씨앗에서 추출하는 다른 기름들과 달리 올리브 열매에서 추출해서 노화를 방지하는 폴리페놀이 유일하게 함유되어 있는 식용 기름이기도 하다. 그래서 올리브유를 회춘의 기름이라고도 부르기도 한다.

좋은 올리브유에도 단점이 있는데 발열점이 낮다는 것이다. 열을 가

해서 조리하면 연기와 함께 좋지 않은 물질이 생성된다. 따라서 샐러드 같은 차가운 요리나, 온도가 아주 높지 않은 달걀 프라이, 볶음 정도에 이용하는 게 좋다. 오히려 조리용으로는 퓨어 올리브유(혼합 올리브유)가 더 적합하다.

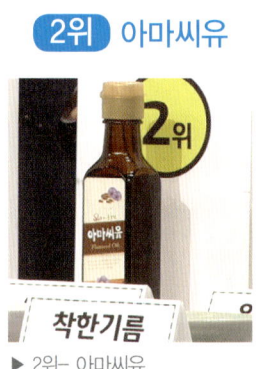

▶ 2위- 아마씨유

아마씨유는 아마의 씨에서 뽑은 기름인데 등푸른 생선보다 7배나 높은 오메가3가 들어 있다. 미국 약전에 견과류로는 유일하게 아마씨가 등록되어 있고, 독일이나 유럽 국가에선 의사가 약으로 처방할 정도로 효과가 잘 알려져 있다. 아마씨유는 오메가3가 58%나 들어 있고, 혈관 정화, 노폐물 제거에 특효약이다.

또한, 식물성 에스트로겐인 리그닌이 들어 있는데 이 리그닌은 유산균의 먹이가 된다. 리그닌을 먹은 유산균의 바뀐 성분이 유방암에 효과적으로 작용하는 것으로 알려져 있고, 감소된 여성 호르몬을 부작용 없이 대체할 수 있다고 한다.

미국 식품의약청(FDA)는 아마씨유를 하루 2.4mmg을 섭취하면 나쁜 콜레스테롤(LDL)이 감소되는 효과가 있다고 인정했다. 하지만 아마씨유는 구하기가 쉽지 않은 기름이다. 캐나다 쪽에서 대량으로 사용하고 제약 회사에서 100% 약용으로 사용하기 위해 회수하기 때문이다.

대신 갱년기 여성들은 아마씨 가루를 복용하기도 한다.

1위 들기름

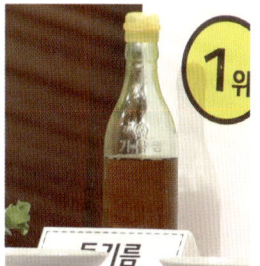

▶ 1위- 들기름

피 해독 전문가가 뽑은 최고의 기름은 바로 들기름이다. 누구나 쉽게 먹을 수 있는 들기름은 아마씨유에 절대 뒤쳐지지 않는 효능이 있으며, 오메가3가 차지하는 비율은 무려 60% 이상이다. 치매 예방 효과로는 호두 기름을 넘어선다. 심장 기능 활성화, 혈압 저하, 고지혈증, 암 예방 등에 좋은 기름으로 피 해독을 돕는 최고의 기름이라고 할 만하다. 무엇보다 구하기 쉽다는 최고의 장점이 있다.

들기름에 포함되어 있는 알파 리놀렌산은 오메가3 지방산인 EPA(혈액 순환 개선)과 DHA(두뇌 활동 촉진)를 합성한다.

들기름을 꾸준히 복용해서 아토피 증상이 좋아졌다는 연구 결과도 있고, 특히 항산화 성분인 베타카로틴의 흡수를 도와준다. 가히 완벽한 기름이라고 할 수 있다.

들기름은 들깨를 볶아서 짜기도 하고, 생들깨를 저온에서 압착해서 짜기도 하는데 저온에서 압착해서 짜는 것이 훨씬 효과가 좋다. 다만 열을 가하거나 산소에 노출되면 쉽게 산패되는 단점이 있기 때문에 조금씩 자주 짜서 냉장고에 보관하거나 햇빛을 차단하는 용기에 보관해서 한 달을 안 넘기고 먹는 게 좋다.

들기름을 오래 보관하려면 산패 방지를 위해 비타민 E를 첨가하거나, 들기름과 참기름을 8대 2 정도로 섞으면 장기간 보관이 가능하다.

흔히 주부들이 김을 들기름을 발라 재워 두었다가 구워 먹는데 몸에

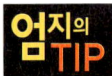

들기름을 잘 먹는 방법

① 들기름 원액을 소주잔 한 잔 정도로 공복에 1잔씩 매일 먹으면 변비가 개선된다.

② 들기름 + 달걀 + 참기름 + 소금 소량을 휘저어 마시면 장수 음식이 된다.

가장 안 좋은 방법이다. 들기름은 나물을 무치거나 비빔밥에 넣어 즉시 먹는 것이 최고의 섭취법이다. 주부들이 가장 애용하는 참기름은 오메가3보다 오메가6의 함량이 훨씬 높다. 현대인은 오메가3보다 오메가6가 높은 상태이므로, 오메가6의 함량이 많은 참기름보다 오메가3의 함량이 많은 들기름을 권장한다.

소식(小食)이 건강의 지름길이다

해독을 해서 풀어야 할 독은 무엇인가? 몸 안에서 노폐물 때문에 생긴 독이 아니라 음식의 과잉 섭취로 생기는 독소이다. 해독을 위한 좋은 방법을 아는 것도 중요하지만, 근본적인 해결 방법은 바로 소식(小食)이다.

간을 위해 무얼 한다든가, 피를 위해 무얼 한다기보다는 평소에 혈관 건강을 위한 식습관과 생활 습관을 지키는 것이 건강의 지름길이다.

이미 자극적인 맛에 길들여졌기에 이를 한 번에 바꾸기는 쉽지 않을 것이다. 그렇다면 좋지 않은 음식에 노출되는 횟수를 일주일에 서너 번에서 한 번으로 줄인다든가 하는 노력을 해야 한다. 피가 맑고 깨끗해야 전신을 생생하게 돌아다니며 세포 하나하나에 산소와 영양분을 잘 전달할 수 있다.

깨끗한 피의 적은 기름이라고 하지만, 지방이라고 다 나쁜 게 아니다. 세계보건기구(WHO)에서는 총 열량의 30%는 꼭 지방으로 섭취해야 한다고 정하고 있다. 식물성인 불포화지방산으로 20%, 동물성인 포화지방산으로 10%를 섭취해야 한다. 가장 문제가 되는 트랜스 지방 섭취만은 반드시 줄이자. 적정량의 육류를 먹되, 고기의 지방을 녹여주는 생강, 양파, 옻과 함께 먹으면 노폐물이 없는 좋은 피가 돌고 저절로 해독이 될 것이다.

내 몸을 바꾼 피 해독,
3주의 기적

이제 핏속의 독소로 중증질환을 앓던 6인의 참가자들의 놀라운 변화를 이끌어낸 3주간의 피 해독 프로젝트 비법을 종합적으로 들여다볼 차례다.

선재광 원장은 기본적인 식습관과 생활 습관의 개선에 덧붙여 참가자들에게 아침, 낮, 저녁마다 해야 할 숙제를 내주었다.

이 숙제의 핵심은 사람은 기립 동물이기에 발, 허리, 목을 잘 풀어줘야 순환이 잘 되고, 간과 장을 해독해야 피 해독이 잘 된다는 점에 있다. 아침, 낮, 저녁마다 해야 할 3가지 숙제 중에서 1~2가지만 해도 효과적이라고 한다. 그 비법을 공개한다.

아침엔 청혈 주스를 마셔라

청혈 주스는 지방 분해와 식이섬유가 풍부한 재료들을 갈아서 만들었기 때문에 그냥 먹을 때보다 많은 양을 쉽게 섭취할 수 있다. 게다가 포만감이 들어서 아침엔 별다른 보충 식사 없이 청혈 주스만으로도 한 끼 식사로 충분하다. 참가자들은 청혈 주스의 효능으로 피가 맑아진 덕분에 머리도 개운해지고 집중력이 향상되었다고 한다.

다만, 주의할 점은 위와 장에 부담이 느껴진다면 양파와 생강의 양을 줄여서 만들면 된다. 그러나 욕심을 내서 생강을 너무 많이 넣거나 맛이 없다고 뭘 빼거나 하면 효과가 떨어진다. 선재광 원장은 가급적 정해진 비율을 지켜서 만들고 아침에 먹길 권한다.

과식은 금물

과식을 하면 살이 찌고 그로 인해 여러 문제가 생기는 건 알았지만 피에 독소가 쌓인다는 것까진 몰랐을 것이다. 과식을 하면 위장의 운동량이 증가된다. 탄수화물은 2~3시간, 단백질은 4~5시간, 지방은 7~8시간이 걸려야 소화가 된다. 많은 지방을 섭취할 경우 12시간이 지나도 대변으로 나가지 않는다. 긴 시간 동안 소화, 배설, 흡수를 위해 에너지 소모량이 증가하는 것이다.

또, 체내로 들어온 음식은 독소를 만드는 환경을 조성하기 때문에 몸속에 음식이 머무는 시간이 길면 길수록 늘 몸이 긴장을 하게 된다.

복부 내장 비만의 원인이 되어 피와 장을 탁하게 한다.

밤 11시와 낮 12시는 몸에서 해독이 이루어지는 시간이다. 이 시간
에는 음식물을 피하는 게 좋으며 특히 늦은 저녁에 먹는 야식은 바로
독소가 된다. 밤에는 대사량이 낮아지고 소화 기능도 낮에 비해 떨어진
다. 늦은 저녁에 먹는 음식은 휴식을 필요로 하는 위장을 억지로 깨워
일을 시키는 것이다. 그 다음날 연동 운동은 속도가 떨어지고 배변 리
듬도 깨지게 된다. 야식과 과식은 피 건강에 치명적이다.

건강해지면 입맛도 바뀐다

피 해독 3주간 프로젝트에 참가한 6인 모두 불규칙한 식사와 인스턴
트, 밀가루 위주의 외식과 과식을 즐겼다.

그러나 피 해독 프로젝트 후엔 식성이 바뀌었다. 좋은 음식인지 나
쁜 음식인지 모르다가 철저하게 정화 과정을 거치고 나니 오감이 다시
살아난 것이다. 몸에 나쁜 음식에는 거부 반응이 나타나게 되었다.

잠자리에서 치킨을 즐기며 포만감을 느껴야 잘 수 있었던 남징락 씨
의 경우에는 20여년 단골이었던 부산의 명물 밀면을 더 이상 먹지 않
는다. 육식을 즐겼던 신인수 씨도 고기보다 채소가 더 입에 잘 맞게 식
성이 바뀌었다. 칼국수를 좋아했던 이철우 씨도 해독 후에는 거의 못
먹는다고 한다.

양승민 씨의 경우, 해독 전엔 한동네에 사는 4명의 친구와 함께 소주 한 박스를 마시고, 2차로 '쏘맥'을, 집에 가기 전 포장마차에서 국수와 소주 한 병을 더 먹고 밤새 더부룩해서 고생하는 생활을 했다. 가장 안 좋은 식생활 습관이었다. 해독 후에는 술과 밀가루 음식을 다 끊게 되었다. 혈당 수치도 258mg/dl에서 102mg/dl로 변해 참가자 중 가장 극적인 결과를 얻었다.

낮엔 걸어라

오래 앉아 있는 습관은 혈관의 흐름을 막는다. 차 타는 습관, 걷기를 꺼리는 습관, 운동 부족도 혈액 순환을 막는다. 땀을 안 흘리는 생활 습관도 독소 배출을 막는다. 오래 앉아도 허벅지를 붙이고 앉아야 한다. 하루에 한 번이라도 땀을 내야 한다.

해독 전에 혈액 순환 장애를 심각하게 겪은 신인수 씨는 걸을 때 발을 들기조차 힘들어 질질 끌면서 걸었다. 균형 감각이 깨졌다고 병원에서 진단을 받았으며 실제로 자주 넘어지기도 했다. 운동은 꿈도 못 꾸었다. 그러나 해독 3주 이후엔 경쾌하게 걸을 수 있게 되었다.

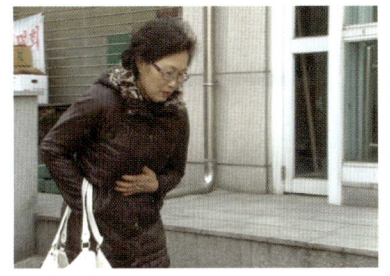

▶ 해독 전 걷는 모습

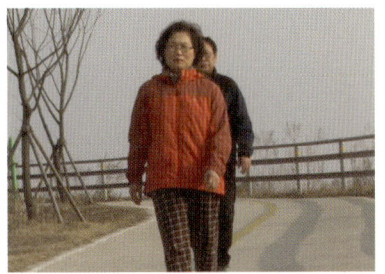

▶ 해독 후 걷는 모습

김종순 씨도 마찬가지여서 10분만 걸어도 숨이 찼지만 해독 후엔 1시간을 걸어도 숨이 안 찬다고 한다.

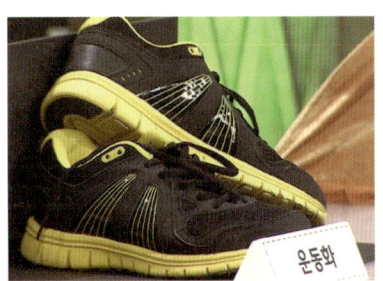

▶ 걷기를 생활화 하라

프로젝트 참가자들에게 내려진 낮에 해야 할 숙제는 바로 햇볕을 받으며 걷기! 햇빛은 피 해독의 스위치를 켜준다. 하루 최소 20분만 햇볕을 쬐고 걸으면 피 해독에 아주 좋다. 운동을 하면 체온이 상승되고 땀이 난다. 땀이 나면 이 땀을 통해서 상당량의 독소가 빠져 나가게 된다. 면역 기능이 향상되고 스트레스가 해소 된다.

또한, 피부는 아주 중요한 해독 기관이다. 햇볕을 쬐면 비타민 D가 만들어진다. 식물이 광합성을 하듯이 사람도 광합성을 하는 것이다. 비타민 D는 혈압을 올리는 유전자를 억제해 혈압 상승을 막고 면역 세포를 조절해 혈관 염증인 혈전이 생기는 것도 예방해준다. 비타민 D가 부족하면 심장병과 뇌졸중 위험도가 커진다는 연구 결과도 있다. 햇볕을 쬐는 것, 햇볕을 쬐면서 걷는 것이 최고의 해독법이 되는 것이다.

비타민D를 챙겨라

요새는 피부 노화를 방지하기 위해 자외선 차단제를 바르는 경우가 많은데 자외선 차단제를 사용하면 비타민D를 생성하지 못한다. 자외선 차단제를 바르는 경우엔 만성적인 비타민D 결핍이 생길 수 있다. 검버섯이 잘 생기는 체질이거나 피부가 약하면 자외선 차단제를 바르고 비타민 D 약을 함께 복용하면서 걸으면 좋겠다.

비타민 D 약을 섭취한다고 햇볕 아래 걷기를 소홀히 하면 물론 안 된다. 햇빛은 각 기능을 활성화 하는 큰 에너지 파동을 갖고 있다. 이 에너지는 받고 자외선은 차단하고 비타민 D는 섭취하는 것이 중요하다!

엄지의 상식 비타민D의 중요성

① 히잡을 쓰는 아랍인과 햇빛이 귀한 북유럽의 아이들은 의무적으로 비타민 D 약을 먹는다. 특히 아이들은 자폐증을 방지하기 위해 반드시 먹는다.
② 자외선 차단 지수 SPF 8 이상만 발라도 비타민D는 생성되지 않는다.

3주간 피 해독 프로젝트 참가자들도 철저히 이를 지켰다. 참가자 중 이철우 씨는 점심시간에 회사 옥상에서 30분씩 걷기를 했다고 한다. 햇빛을 보기 어려운 날에도 입욕이나 대나무 밟기로 대신해서 땀을 내고 체온을 상승시켰다. 신인순 씨는 회사에서 집중이 안 될 때마다 대나무 밟기를 해서 발의 피로를 풀어주고 땀을 냈다.

밤에는 목의 경혈을 풀어라

잠을 잘 자면 피 해독 기능이 향상된다. 스트레스와 과로로 목이 경직되어 있기 쉬운데 목이 풀리면 뇌 혈류의 흐름이 원활해지고 피로가 감소한다. 목에는 13개의 경혈이 있는데 자기 전에 목을 베개에 대고 좌우로 흔들어 경혈을 자극하면 목의 경혈이 풀려서 자고 나면 몸이 가벼워진다.

목 자극 운동을 통해 프로젝트 참가자들은 두통이 사라졌다고 한다. '고침단명'이란 옛말도 있듯이 질 좋은 수면을 위해선 머리, 심장, 발이 같은 높이를 유지하도록 낮고 조금 딱딱한 베개를 선택해야 한다.

갑자기 딱딱한 베개로 바꾸기가 어려우면 잘 때는 낮고 복숭아씨처럼 딱딱한 물질이 들어 있는 베개를 이용하고, 자기 전에 목을 자극해서 목의 경혈을 풀어주는 게 좋다.

03

해독 밥상은
따로 있다

밥상만 바꿔도
'독소'가 사라진다

밥상에서 해독 비법을 찾아라

해독은 이제 대한민국의 뜨거운 이슈가 되었다. 온갖 건강식품에 해독이라는 브랜드를 붙여 판매에 열을 올리고 있다. 해독의 이름을 달고 복잡한 금지 요법을 쓰기도 하고, 비싼 제품을 내밀기도 한다. 넘쳐나는 해독의 비법 중에서 믿을 만한 정보는 어디에 있을까? 그 모든 것이 과연 내게 맞는 해독 프로그램일까? 과연 효과를 볼 때까지 꾸준히 지킬 수 있는 프로그램일까?

따라 하기 쉽고, 지키기도 쉬운 일상의 해독 방법을 찾기 위해 〈엄지의 제왕〉에서 최고의 해독 전문가와 함께 해독 프로젝트를 시작했다.

몸에 독소가 쌓일 때 나타나는 다양한 증상들을 가진 평범한 10인의

신청자가 참여해 4주 동안 해독 전문가가 처방해준 해독 프로그램을 성실히 수행했다. 그 결과 모두 놀라운 해독의 효과를 경험했으며 전혀 예상치 못한 해독의 효과도 느꼈다. 〈엄지의 제왕〉이 검증하고, 10명의 체험자들이 입을 모아 추천하는 최고의 해독 비결을 만나보자.

4주 해독 밥상 프로젝트

첫 번째 참가자: 배원준 씨(47세, 남성)

샌드위치를 비롯한 빵 요리를 스스로 해먹을 정도로 빵과 밀가루 음식에 중독 증상을 보였던 배원준 씨는 복부 비만이 심했다. 배가 고프면 짜증을 많이 냈고 잠을 못 이뤄 야식을 달고 살다시피해 부종이 심했다. 혈액의 오염도도 심한 것으로 혈액 검사에서 측정되었다. 그런데 4주 후에 만난 배원준 씨는 완전히 다른 모습으로 변해 있었다.

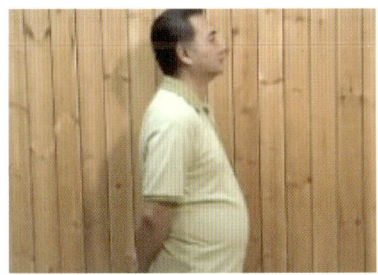
▶ 해독 전 모습

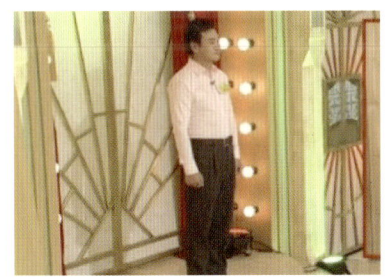
▶ 해독 후 모습

체중	86.5Kg	4주간 해독 후	76.5 Kg	10 Kg 감량
복부비만	38~40inch		33 inch	7inch 감소

• 해독 전과 해독 후 배원준 씨의 변화

배원준 씨는 해독 치료 1일 후에 1Kg 감량으로 시작해 일주일 후부터 허리 벨트 사이즈가 줄어 들었다. 물론, 그도 처음엔 밀가루 음식이 그리웠으나 점차 자연의 맛에 길들여져서 지금은 오히려 자극적인 음식을 꺼리게 되었다고 한다.

배원준 씨는 짧은 기간 안에 살을 뺄 경우 쉽게 늙어 보이기 마련인데 오히려 외모가 젊어졌다. 수분 배출에 의한 일시적인 다이어트의 경우, 요요 현상이 뒤따르기 마련이지만 독소 배출에 의한 체중 감소는 요요 현상이 오지 않는다. 그는 심했던 통풍이 나았으며 배변 활동이 원활해졌다고 한다. 또한 해독 후 신체의 변화는 혈액에서도 나타났는데, 검사 결과 간 수치와 콜레스테롤 수치가 긍정적으로 개선되었음을 알 수 있었다.

두 번째 참가자: 유명희 씨(55세, 여성)

4주간의 기적을 체험한 두 번째 사례자다.

유명희 씨는 교통사고 후유증으로 몸이 자주 뻣뻣해지고 최근 2년

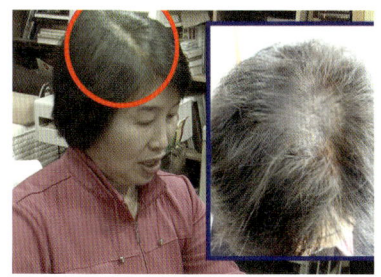
▶ 해독 전 정수리 탈모

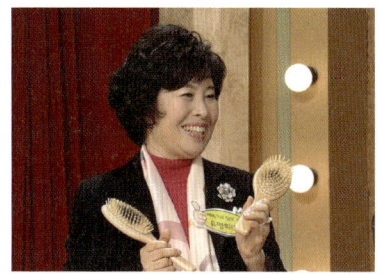
▶ 해독 후 풍성해진 모발

동안 정수리 탈모가 급격하게 진행되고 있었다. 그런데 4주간의 해독 후 한눈에 보기에도 머리가 수북해진 모습을 확인할 수 있었다. 그녀는 새치가 많았는데 흰머리가 나는 속도도 많이 줄어 한 달에 한 번씩 하던 염색을 석 달에 한 번 하게 됐다고 감격스러워 했다.

유명희 씨의 경우처럼, 유전적 탈모가 아닌 스트레스성 탈모의 경우 해독으로 모공과 모근에 영양이 공급되면 탈모가 회복될 수 있다.

세 번째 참가자: 서용종 씨(43세, 여성)

4주간의 기적을 체험한 세 번째 사례자다.

4주 해독 프로젝트를 시작할 당시, 서용종씨는 지방간 진단을 받은 상태였고, 간 수치가 너무 높아 위험한 상황이었다. 게다가 발을 땅에 디디기 어려울 정도로 부종과 통증이 심한 상태였는데 4주 후에 만난 그녀는 맨발로 걸어 다닐 수 있을 정도로 상태가 호전되어 있었다.

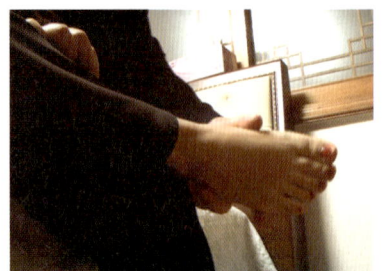
▶ 해독 전 부은 발

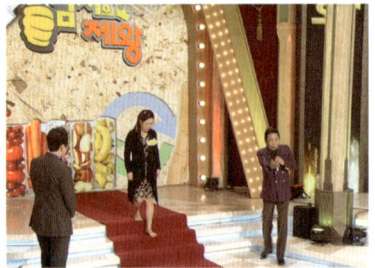
▶ 맨발로 스튜디오 걷는 모습

　두통, 소화불량, 변비, 흉통 등 종합 병원이라고 불릴 만큼 건강이 좋지 않아 늘 약을 달고 살았다는 서용종 씨의 변화를 수치로 확인해보자.

　서용종 씨는 해독 프로그램을 진행하면서 차츰 복용하던 약과 연고를 끊을 수 있었다. 4주후 검사 결과에서 그녀의 간 수치와 콜레스테롤 수치는 정상 범위로 돌아와 있었다.

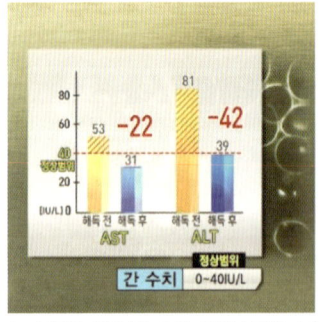
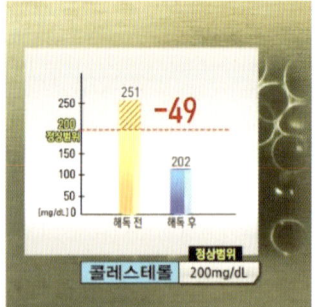
▶ 서용종 씨의 간 수치, 콜레스테롤 수치 변화 그래프

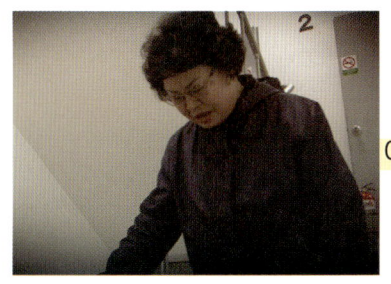 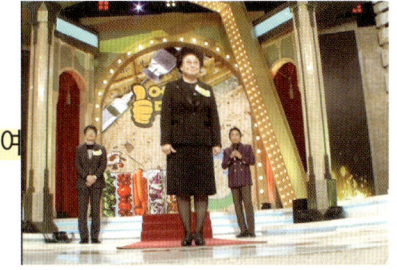

▶ 해독 전 허리 굽히며 괴로워하는 모습   ▶ 해독 후 허리 세우고 있는 모습

네 번째 참가자: 원용자 씨(65세, 여성)

원용자 씨는 10년 이상 관절염과 척추관 협착증으로 허리 통증이 심해 계단 앞에 서기만 해도 두려움을 느꼈다. 관절염은 뼈로 가는 영양 공급과 산소 공급이 잘 안 될 때 발생하는 병이다. 게다가 체중 1Kg이 늘면 무릎엔 10배의 하중이 가해지므로 과체중은 원용자 씨의 관절염을 더 악화시켰다.

원용자 씨의 경우, 해독 프로그램 후 체중이 7Kg 정도 줄었다. 체중이 줄자 무릎에 부담도 덜해졌다. 이제 더 이상 계단 앞에서 망설이지 않게 되었다. 더불어 눈에 보이지 않는 부분에서도 놀랄만한 변화가 있었다. 십여 년 전에 갑작스런 항공기 사고로 외아들을 잃은 후 시작된 불면증과 답답증이 해소된 것이다. 그녀는 늘 문을 열고 잠을 자다가 문을 닫고 숙면을 취할 수 있게 된 것이 가장 놀랍다고 말했다.

해독의 효과 - 체중이 줄었다!

이 놀라운 해독의 경험에는 공통적인 특징이 있다. 이 특징은 위 사례로 든 네 명 뿐만 아니라 참가자 열 명 전원에게서 찾아볼 수 있었다. 우선, 한 눈에 보기에도 모두 체중에 큰 변화가 생겼다.

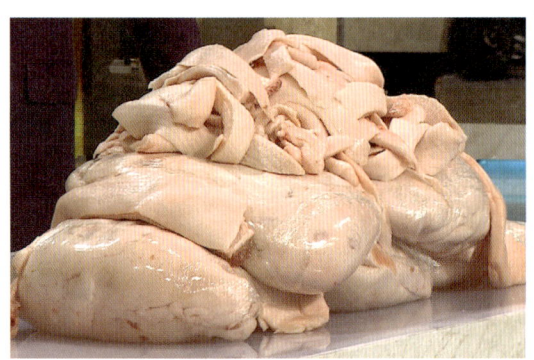

▶ 해독 프로젝트 참가 10인이 한 달 동안 뺀 살 37Kg과 맞먹는 무게의 비계 덩어리

비만은 크게 3가지 유형으로 나눌 수 있다. 독소가 쌓여 몸이 붓는 부종형 비만과 근육 속 젖산 피로물질이 쌓이는 근육형 비만, 지방 세포에 독소가 쌓이는 지방형 비만으로 분류할 수 있다.

과체중에서 문제가 되는 것은 지방만이 아니다. 독소가 지방을 좋아하기 때문이다. 지방에 쌓여있는 독소가 사실 더 큰 문제다. 독소를 배출해 체중이 감소되면 빼기 어려운 내장 지방은 물론 체지방도 줄어들 수 있다. 해독 프로젝트에 참가한 열 명이 총 37kg 정도의 체중 감량을 했는데 그 중 15Kg 이상이 지방을 뺀 것이며 부종이 사라져 실제 감량 효과는 더 컸다.

해독의 효과 - 혈액이 맑아졌다

두 번째로 나타난 공통적인 특징은 혈액이 맑아졌다는 점이다. 생혈구 검사를 통해 적혈구, 백혈구, 콜레스테롤 상태를 확인해보았다.

해독 전 생혈구 검사 사진에서 적혈구가 엉겨 붙어 있는 걸 볼 수 있다. 이런 상태면 몸속 산소가 부족해 만성 피로와 빈혈, 영양 부족이 일어날 수밖에 없다. 반면에 해독 후 생혈구 검사 사진에선 적혈구가 선명하게 동그라미 모양으로 풀려 있는 모습이 보인다.

만병의 원인은 탁한 혈액에 있다. 몸속의 독소를 빼준 것만으로도 피가 이렇게 맑아질 수 있다.

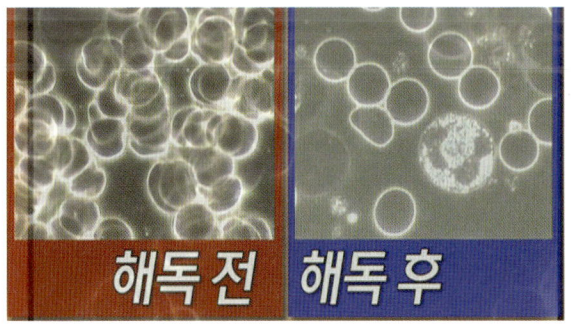

▶해독 전과 후 생혈구 검사

해독의 첫걸음, 소화효소를 아껴라

4주 해독 밥상 프로젝트의 사례자들처럼 다른 것도 아닌 밥상만으로 해독이 가능할까?

음식물을 섭취하면 식도, 위, 장, 간을 거쳐 혈액을 타고 장기로 영양분을 공급한다. 이 과정에 독소가 쌓이면 영양분 공급이 제대로 이루어지지 않고 혈액 순환 같은 대사 장애가 생긴다.

450여 가지 독성 물질의 90%는 지방 친화적이다. 지방 섭취량을 줄이면 독소가 쌓이지 않는다.

또한 장과 해독은 밀접한 관계가 있다. 우리 몸의 면역력은 80% 이상 소장에서 담당한다. 면역이 튼튼하면 독소도 그만큼 쉽게 배출된다. 독소 제거를 잘하고 싶다면 장 점막을 늘 깨끗하게 유지해야 한다.

현대인의 장은 평소 넘쳐나게 먹은 음식물로 장 점막이 더러워질대로 더러워진 상태다. 그렇기에 해독의 첫걸음이 밥상에서부터 시작되는 것이다.

장은 제2의 뇌

해독의 핵심은 장내의 미생물을 바꾸는 것이다. 장이 튼튼해지면 체내에 쌓인 독소를 원활히 배출할 수 있다.

장청뇌청(狀請牢請)이라고 할 수 있다. 장은 제2의 뇌와 같기 때문에 장이 깨끗해야 머리가 맑아진다. 현대인의 정신적 질환의 1차 원인이 바로 장이라고 할 정도다.

장 점막에서 행복을 느끼게 하는 행복 호르몬 세로토닌의 80~90%가 생성된다. 장내 독소가 쌓이면 세로토닌의 분비가 줄어들어 무기력감을 느끼고 우울증과 불면증이 유발될 수밖에 없다. 해독 전문가들은 장이 건강해야 해독이 잘 되고, 행복하다고 입을 모아 강조한다.

소화효소를 아껴라

올바른 해독의 첫걸음은 소화 기관의 건강에 달려 있다. 소화기관을 보호하기 위해선 소화효소를 아껴야 한다. 소화효소를 아끼면 대사에 쓰이는 효소가 늘어난다. 소화효소와 대사효소의 관계는 시소를 떠올리면 이해하기 쉽다.

인스턴트 식품이나 과식은 소화효소를 낭비하게 한다. 장내 유해균이 번식하고 발암물질이 증가한다. 이런 생활이 반복되면 자연 치유력

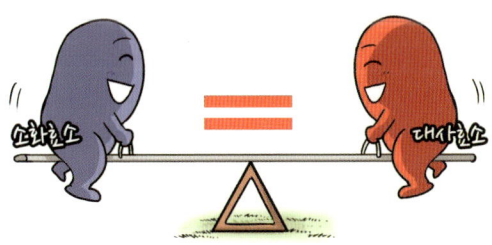

▶ 소화효소를 아껴야 대사효소가 늘어난다.

이 감소한다. 소화효소를 아끼자. 아낀 소화효소만큼 대사효소에 여유가 생기므로 우리 몸의 대사가 활발해진다. 신진대사가 원활해지면 면역력이 높아진다. 대사가 원활하게 순환하면 우리 몸은 건강해진다. 결국 그 어떤 해독제보다도 올바른 식습관이 가장 중요한 이유이다.

나이 들수록 소식을!
섬유질이 풍부한 식품을!
효소가 풍부한 생채소를!

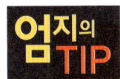

해독 밥상의 기본

① 밥을 대신할 탄수화물 대체 식품: 토란, 연근, 밤

② 당뇨 환자의 경우: 감자, 고구마 등으로 탄수화물을 대체할 때 꼭 혈당 검사를 받아야 위험하지 않다.

③ 열 체질: 미역, 다시마, 잎채소, 오이 등 차가운 성질의 효소 반찬

④ 냉 체질: 마늘종, 고추, 양파, 부추 등 뜨거운 성질의 효소 반찬

⑤ 아이들: 효소 밥상에 성장을 위한 적당한 육류 섭취로 단백질 보충

⑥ 세계 10대 건강 장수 식품인 토마토는 채소와 과일의 장점을 모두 보유 하고 보관도 쉬우므로 자주 섭취하면 좋다.

⑦ 육류는 수육, 보쌈, 샤브샤브 등 삶거나 데치는 방법이 바람직하다.

⑧ 밀가루 음식, 튀긴 음식, 술, 고기, 인스턴트 식품의 과다 섭취 금지

건강 나이 되돌리는
해독 밥상

박찬영 원장의 해독 밥상

해독 밥상을 먹으면 소화효소의 낭비가 줄어든다. 아껴진 소화효소
는 그 만큼의 대사효소로 쓰일 수 있어 해독 능력이 더 높아진다. 이렇
게 놀랄 만한 결과를 이뤄낸 〈엄지의 제왕〉, 해독 프로젝트 처방은 과
연 무엇이었을까?

참가자 모두 이구동성으로 너무 간단해서 잘 지킬 수 있었다고 말한
처방은 바로 해독 밥상이다.

엄지 처방

박찬영 원장　　해독 전문 한의사

└, 하루 한 끼 이상 해독 식단을 지켜라!

① 생양파, 생고추, 생 마늘쫑을 먹어 효소를 충전하라!
② 반찬이 필요없는 찐고구마, 찐감자로 한 끼를 채워라!
③ 양념은 천연 발효 양념으로 바꿔라!

해독 전문가의 처방대로 해독 밥상을 차리려면?

해독 식단과 효소 해독 반찬에 주목하자.

해독 밥상

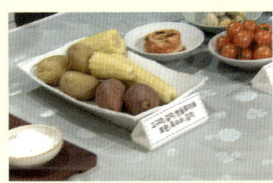

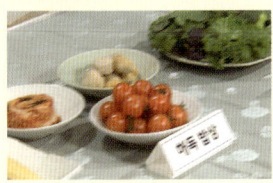

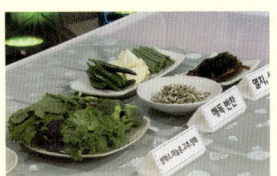

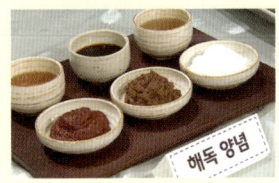

해독 식단
감자, 고구마, 옥수수 중 한 개. 방울 토마토

효소 해독 반찬
각종 채소류와 멸치 등을 김치와 발효된 장류와 함께 밑반찬으로 먹는다.

쉽고 편한 해독 밥상 차리기

박찬영 원장이 처방한 해독 밥상엔 특징이 있다. 우선 첫 번째는 간편성이다. 일상에서 이루어지는 해독은 준비하기 쉽고, 먹기 쉽고, 구하기 쉬워야 한다. 재료는 모두 구하기 쉬운 자연 식품들이다. 또 한 끼를 옥수수 한 자루나 고구마 한 개, 또는 작은 감자 두 개 정도로 줄여서 탄수화물을 섭취하는 것은 그리 힘들지 않게 실천할 수 있다.

두 번째는 효소가 포함된 생채소 반찬과 발효가 잘된 양념인 장류를 반드시 차린다. 또한 발효된 장은 양념이 아니라 약(藥)념이므로, 효소가 들어 있는 생채소를 발효 양념인 장류에 찍어 먹는 것만으로도 충분한 효소 섭취가 된다.

"밀가루 음식, 면 종류를 좋아했는데 해독 밥상을 접한 후 입맛이 바뀌었다. 프로젝트 이후에도 지속적인 실천을 하기 위해 집의 양념을 다 바꿨다. 외식을 하게 되면 마늘, 양파, 고추를 따로 달라고 해서 먹는 게 나의 실천 비결이다. 마늘, 양파, 고추가 내 반찬이라고 생각하고 있다. 출근할 때는 해독 도시락을 싸서 다녔다. 놀랍게도 굶지 않고 밥을 먹으면서 이렇게만 챙겨먹어도 몸이 바뀌었다."_배원준 씨

세 번째는 해독 밥상을 하루 한 끼 이상 섭취하는 대신, 외식과 간식을 금지해서 소식이 이루어지게 한 점이다.

"과자, 빵, 떡을 수시로 사먹으며 군것질이 습관처럼 굳어져 있었다. 그러면서 하루 세 끼 안 먹으면 큰일 나는 줄 아는 사람이 바로 나였다. 그래서 하루 두 끼만 먹으라는 해독 밥상을 조금 변형하기로 했다. 한 끼분의 음식을 세끼로 나눠 먹은 것이다. 그렇게 식탐에 대한 스트레스를 줄인 것이 도움이 되었다. 점심은 늘 단감 한 개만 먹었지만 배고픔 없이 지낼 수 있었다."_유명희 씨

"잦은 외식과 질 낮은 음식, 폭식 습관이 있었다. '밥 사줘'를 달고 살았을 정도로 외식을 즐겼다. 프로젝트를 시작하면서부터 작은 식판을 준비했다. 어린이용 식판을 이용해 밥과 반찬을 담고 식사를 한 것이다. 그러자 놀랍게도 식판 크기에 맞게 식사량이 줄었다. 소식을 통해 아껴진 소화효소만큼 대사효소가 늘어나자 몸이 굉장히 좋아지는 게 느껴졌다."_서용종 씨

채소에 열을 가할 경우 각종 영양소가 파괴되기도 하고, 좋지 않은 양념들이 첨가되기도 한다. 그러므로 요리된 채소보다는 생채소가 효소 섭취에 더 좋다.

해독 밥상을 하루 한 끼 이상 섭취하고, 외식과 간식을 금지하는 것 만으로도 소식이 이루어지고 독소에 중독된 몸이 달라진다. 일상에서의 해독은 거창한 것이 아니라 식습관 하나만 바꾸어도 이루어질 수 있다.

4주 해독 프로젝트 핵심 정리

① 한 달 동안 하루 한 끼 이상은 해독 밥상
② 외식은 한 끼 이상 금지
③ 편의점에서 파는 음식들, 과자, 빵, 음료수 금지
④ 약 복용자의 경우, 개인별 증상에 따라 해독 전문 한의사의 한방 진료 병행

독소 만드는 습관
VS 독소 없애는 습관

독소가 쌓이는 잘못된 습관

과로, 스트레스, 환경오염 등 다양한 경로로 우리 몸에 유해 물질이 들어온다. 그 중에서 가장 큰 영향을 미치는 것이 잘못된 식습관과 생활 습관이다. 그러므로 거창한 것이 아니라 식습관과 생활 습관만 간단하게 바꾸어도 해독은 가능하다. 지금부터 당장 빵만 안 먹기로 결심하면 밀가루 중독을 끊을 수 있다.

식생활부터 점검하자

① 플라스틱 용기나 비닐에 음식을 보관하면 환경 호르몬이 나와 독소가 음식에 축적된다.

② 음식물에 랩을 씌워 전자렌지를 돌릴 때, 음식물에 랩이 닿지 않도록 한다.

③ 밥을 먹고 바로 자거나 시간만 나면 드러눕는 버릇은 해독을 위한 호흡과 땀 배출을 막는다.

④ 인스턴트 음식과 과다한 육류 섭취는 소장과 대장의 면역력을 유지하는 장 점막을 파괴한다.

⑤ 주기적으로 약을 복용할 경우, 증상 개선에만 초점을 맞춘 양약은 체내 독소를 유발한다. 약 의존도를 낮추고, 해독을 통해 자연 치유력을 증가시켜야 한다.

⑥ 나이가 들수록 소화효소가 줄어들므로 마흔 살이 넘으면 과거의 식사량에서 절반 가까이 줄여야 제대로 소화하고 해독할 수 있다.

⑦ 수용성 독소의 배출을 위해 윤활유 역할을 할 수 있도록 물을 많이 마셔라.

결국 우리 몸은 들어온 독소를 얼마나 빨리 몸 밖으로 배출하느냐에 따라 건강이 달라진다. 들어오는 독소량과 내보내는 독소량의 밸런스가 건강을 좌우하는 것이다. 독소를 배출하는 방법으로 땀과 배변 활동이 중요한 이유다.

독소를 없애는 습관: 발효 해독차

잘못된 식생활을 고치는 것이 해독의 시작이다. 몸이 잘못된 방향으로 가는 것을 제대로 된 방향으로 돌려주어 자연 치유력의 물길을 트는 것, 그것이 바로 해독이다.

흔히 자동차에 경고등이 들어오면 정비소로 달려간다. 그런데 차보다 소중한 내 몸이 보내는 경고 신호는 '별 거 아니겠지' 하고 방치하거나 바쁘다고, 혹은 귀찮다고 무시한 채 살아간다.

몸에 독소가 쌓이는 단계는 다음과 같다.

1~2단계 : 독이 비교적 적게 쌓인 단계

3~4단계 : 독으로 인한 자각 증상이 느껴지는 단계

5~6단계 : 독소가 많이 쌓여 심각한 질병이 나타나는 단계

입에 단 음식이, 편한 생활 습관들이 우리 몸에 독소를 쌓이게 한다. 해독을 미루다가 어떤 방법으로도 치료가 안 되는 막다른 궁지에 몰릴 수도 있다. 독소가 5~6단계에 들어선 후 집중적인 치료에 들어가기 쉬운데 그때의 해독은 참 까다롭다.

돌멩이가 있는 곳에 누우면 참 불편하고 아프다. 아픈 곳에 아무리 진통제를 발라봐야 돌멩이를 치우지 않으면 아무 소용이 없다. 돌멩이를 아예 치워 버리는 것, 그것이 해독이다!

단계별 독소의 증상

① 1~2단계의 경우 해독 식단만으로도 해독이 된다.

② 3~5단계는 전문가의 도움이 반드시 필요하다.

③ 3~4단계의 어중간한 증상이 의료의 사각 지대에 놓여있다.

④ 4단계의 경우, 자각 증상이나 통증은 있는데 병원 가면 이상이 없다고 하거나 증상을 완화시키는 부분 치료만 받으므로 근본적인 원인은 여전히 남아 있기 마련이다.

⑤ 가장 심각한 5, 6단계는 마지막 선택 방법으로 효소 단식을 해볼 수 있다.

독소가 많이 쌓이지 않은 1~2단계의 경우, 해독 식단과 발효 해독차를 마시면 효과가 더 좋다.

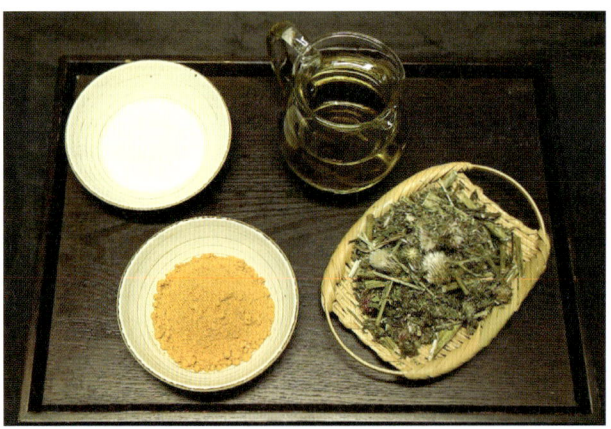

▶ 발효 해독차 재료

발효 해독차 만들기

어성초, 감초, 대추, 산수유, 구기자, 마테를 넣고 차를 우려낸 뒤 그냥 마시거나 유산균 종균을 넣어 1~2일 발효 후에 먹으면 가벼운 독소 증상이 있는 사람에게 좋다. 신장이 안 좋은 사람이라면 감초는 뺀다.

독소를 없애는 습관: 해독 지압법

독소가 쌓인 곳을 눌러주면 해독을 도울 수 있다. 세 군데 혈자리만 잘 기억하면 된다. 다음의 그림을 참고하여 각각 혈자리를 꾹꾹 눌러준다.

견정혈

양쪽 어깨인 견정혈은 과로나 스트레스, 음식으로 인해 가장 영향 많이 받는 혈자리다. 여기가 뭉쳐 있으면 독소 치료를 하라는 신호다. 스스로 풀어주든지 그 때그때 지압을 하든지 해서 꼭 풀어주어야 한다.

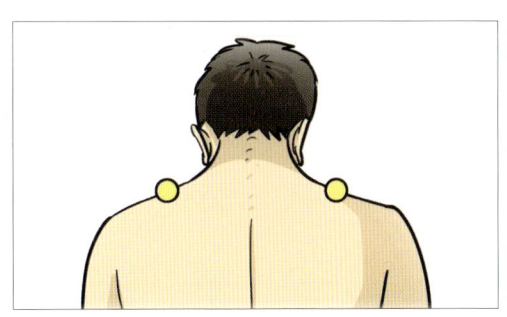

▶ 견정혈

중완혈

잘못된 식습관으로 담에 독소가 쌓이기 쉬운 자리. 눌러서 통증이 있으면 식습관에 문제가 있다는 신호다.

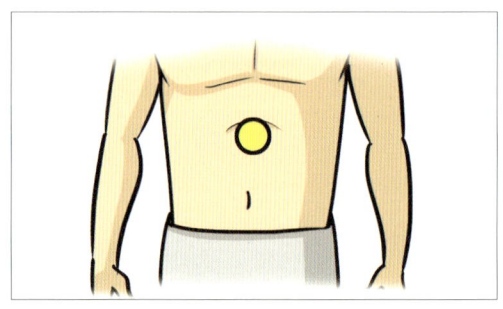

▶ 중완혈

장문혈

양쪽 옆구리 늑골이 끝나는 부위에 위치한 혈자리다. 노심초사하거나 긴장을 하면 독소가 쌓이는 분위다. 자주 눌러주면 긴장 완화에 효과가 있다.

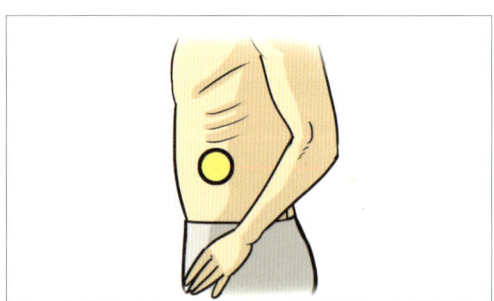

▶ 장문혈

04

빠르고
강력한
효소 해독

10일 안에 해독하기,
효소 해독

강력하고 빠른 해독 효과를 원한다면?

40대에 들어서면 몸 안에 쌓여온 독소가 여기저기에서 말썽을 부리기 시작한다. 이유 없이 여기저기 아프고, 병원에서는 스트레스성이라는 말만 되풀이 하고, 각종 성인병 위험 진단을 받았다면 지금 당장 해독이 필요하다. 우리 몸이 보내는 다급한 SOS 신호를 절대로 무시해선 안 된다.

앞에서 1~2단계의 독소를 가진 사람들이 식습관과 생활 습관의 교정만으로 건강이 몰라보게 달라진 사례를 살펴봤다. 그렇다면 독소가 많이 쌓여 이미 건강이 상한 사람은 어떻게 해야 할까? 식습관과 생활 습관의 교정은 최소 한 달 이상은 진행해야만 효과를 얻을 수 있다. 하루라도 빨리, 더 확실하게, 해독 할 수 있는 방법이 필요하지 않을까? 더 강력하고 빠른 해독 방법은 없을까?

엄지 처방

박찬영 원장   해독 전문 한의사

↳ **있다!**
  강력하고 빠른 해독 방법, 효소 해독이 있다!

효소 해독이 필요한 사람

몸에 독소가 쌓이는 단계를 다시 살펴보자.

1~2단계 : 독이 비교적 적게 쌓인 단계

3~4단계 : 독으로 인한 자각 증상이 느껴지는 단계

5~6단계 : 독소가 많이 쌓여 심각한 질병이 나타나는 단계

박찬영 원장은 1~2단계에 속하는 사람은 간편하게 따라 할 수 있는 해독 습관으로도 해독이 되지만 3~5단계는 효소 해독이 효과적일 수 있고, 특히 심각한 6단계는 집중적인 효소 해독이 꼭 필요하다고 한다.

즉, 환자의 독소 상태에 따라 일반 해독, 효소 해독, 효소 단식 해독, 집중 해독 4가지로 나누어 처방한다.

5, 10일간의 효소 해독 프로젝트

생명 유지에 필수불가결한 효소. 과연 효소가 해독 작용에는 얼마나 효과적일까?

박찬영 원장은 효소 해독이야말로 독소에 많이 찌든 사람들을 위한 최선의 해독이자 난치병도 고칠 수 있는 해독의 결정판이라고 말한다. 또 비교적 건강이 많이 상하지 않은 사람에겐 5일~10일 정도면 효과가 나타난다고 하는데, 정말 그럴까?

박찬영 원장과 함께 〈엄지의 제왕〉 시청자가 효소 해독을 검증하기 위한 프로젝트에 나섰다. 5일, 10일간의 효소 해독 프로젝트'를 진행하기 위해 독소 3단계 이상인 세 명의 참가자가 모였다.

세 사람 모두 일반 해독 방법만으로 호전될 수 없는 심각한 증상이 나타나는 참가자들이었다. 그래서 박찬영 원장은 5일~10일 정도 강력한 효소 해독을 처방하고 세 참가자 모두 성실하게 지침대로 실행했다. 지금부터 그 결과를 공개한다!

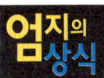
효소, 그것이 알고 싶다!

영어로 엔자임(Enzyme)이라고 불리는 효소는 동식물을 포함한 모든 생명체가 살아가는 데 빼놓을 수 없는 영양소로 탄수화물, 단백질, 지질, 비타민, 미네랄, 식이섬유, 피토케미컬, 물 다음에 오는 제9의 영양소라고 할 수 있다.

끊임없이 반복되는 소화흡수와 배설작용을 원활하게 돕는 윤활유 작용을 하는 게 효소다. 최근엔 효소의 종류를 크게 몸속에 있는 '잠재효소'와 음식을 통해 섭취하는 '식물효소'로 분류한다. 예전엔 소화효소와 대사효소로 변하는 이 '잠재효소'가 몸 안에서 무한히 만들어진다고 알고 있었지만 지금은 한정된 양 만큼밖에 만들지 못한다는 연구 결과가 발표됐다. 그래서 잠재효소를 어떻게 쓰느냐에 따라 사람의 수명과 건강 상태가 결정된다는 사실이 주목받고 있다.

세 참가자 모두에게 5일 또는 10일 만에 확실하게 해독의 효과가 나타났다. 그런데 더 놀라운 변화는 겉으로 드러나는 외모와 수치뿐만 아니라 몸속에서 나타났다고 한다.

30대 대표 현호경 씨

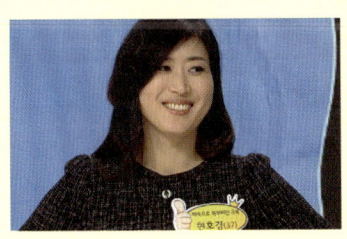

현호경 씨

〈해독 전 상태〉

① 심한 변비
② 복부 비만
③ 우울증 약의 장기 복용으로
　약의 독성을 걱정했다.

엄지 처방: 효소 해독 5일

40대 대표 장혜정 씨

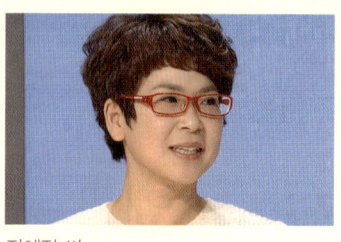

장혜정 씨

〈해독 전 상태〉

① 고혈압(190mmHg)
② 몸의 순환이 안 되는 느낌.
③ 후유증을 염려해서 평소
   혈압약 복용을 안 한다.

엄지 처방: 효소 단식 해독 10일

50대 대표 유명희 씨

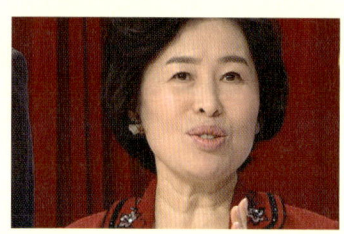

유명희 씨

〈해독 전 상태〉

1차 해독 검증 프로젝트 참가로
탈모 회복 중, 이번엔 체중 감
소가 목적이다.

엄지 처방: 효소 해독 5일

해독 후 피가 달라졌다

박찬영 원장은 세 참가자에게 해독 프로젝트 전과 후에 각각 1회씩 생혈구 검사를 시행하였다. 생혈구 검사는 손가락을 따는 것처럼 손가락 끝을 살짝 찔러 피를 채집해 산소와 접촉을 막은 후 특수 현미경으로 혈구의 상태와 모양, 혈장 등을 관찰하는 한의학의 검사를 말한다. 살아있는 상태에서 혈구의 모양과 움직임을 관찰해 혈액의 오염도를 측정한다. 해독 전, 후 생혈구 검사 영상과 사진을 보면 혈액 속의 변화를 한눈에 알 수 있다.

현호경 씨의 해독 전 생혈구 검사 영상에선 혈구 사이로 점처럼 움직이는 세균들이 보였다. 면역력이 떨어져 세균이 혈구 사이로 돌아다니는 것이 관찰되었는데, 이런 현상은 면역 질환자나 암 환자들의 혈액에서 자주 볼 수 있다고 알려져 있다.

반면 해독 후 영상에선 떠돌던 벌레 모양이 현저하게 줄어들고 또렷하게 모양을 제대로 유지하는 적혈구를 볼 수 있다. 해독을 통해 피가 깨끗해지고 면역력이 향상된 것이다.

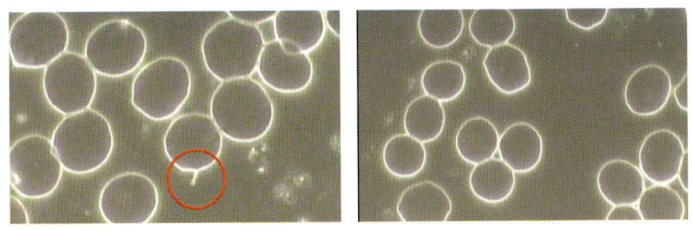

▶ 현호경 씨의 혈액 상태: 해독 전 생혈구 검사(좌)와 해독 후 생혈구 검사(우)

장혜정 씨는 해독 전 생혈구 검사에서 혈액이 탁하고 혈구 안이 움푹 파인 모습이 관찰되었다. 빈혈 환자의 혈구에서 이런 속이 빈 혈구 모양이 주로 나타난다. 또한 혈구 사이에 떠돌아다니는 하얀 덩어리 즉, 독소와 찌꺼기를 볼 수 있는데 혈액의 오염도가 심한 걸 알 수 있었다.

반면 해독 후에 검사 사진을 보면 찌꺼기가 사라진 걸 확인할 수 있다. 콜레스테롤과 독소가 줄어들었다는 증거다.

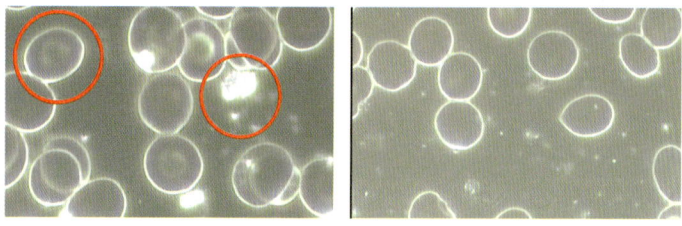

▶ 장혜정 씨의 혈액 상태: 해독 전 생혈구 검사(좌)와 해독 후 생혈구 검사(우)

유명희 씨의 생혈구 검사에선 적혈구 연전 현상이 보였다. 즉, 혈구가 하나 하나 또렷한 모양을 유지하는 게 아니라 마치 엽전꾸러미처럼 엉켜 있는 모습이 보인 것이다. 이는 콜레스테롤 덩어리가 혈액 내에 많다는 설명이다.

엉켜 있는 혈구는 숨을 쉬어도 혈액이 제대로 순환되지 않아 혈전이 생기기 쉽고 각 세포에 산소를 전달하기 어려워 무기력과 만성 피로, 면역력 저하가 나타날 수밖에 없다. 박찬영 원장은 이런 상태가 가장 안 좋은 경우라고 말한다.

다행히 유명희 씨도 해독 후에는 확실히 혈구 상태가 균일하게 모양을 유지하고 있었다.

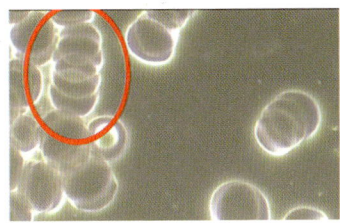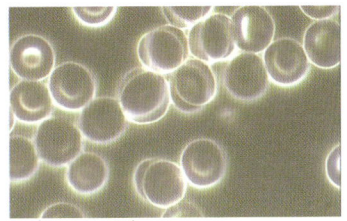

▶ 유명희 씨의 혈액 상태: 해독 전 생혈구 검사(좌)와 해독 후 생혈구 검사(우)

참가자들은 5일 만에 살이 빠지고, 탈모가 개선되었다. 10일 만에 200이 넘던 혈압이 거의 정상 수치로 내려왔다. 세 사람 모두 혈액이 깨끗해지고 혈구가 또렷해졌다!

짧은 시간 안에 일어난 놀라운 변화, 참가자들은 몸이 달라지는 걸 어떻게 느꼈을까? 참가자들에게 직접 들어보았다.

30대 대표 현호경 씨의 해독 결과

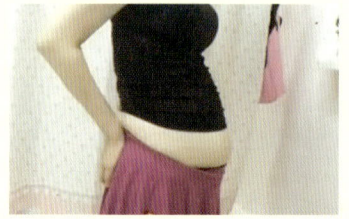
해독 전 복부

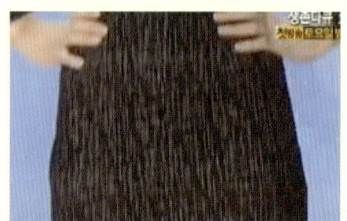
해독 후 복부

–효소 해독 5일만에 5Kg 감량!
–허리 32 인치 → 28 인치!
–한 눈에도 날씬해진 모습!
–만성 변비 해소, 밀가루 소화 불량 해소
–우울증 약 복용 중단

40대 대표 장혜정 씨의 해독 결과

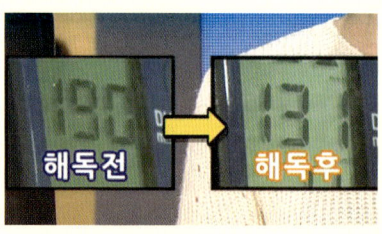
혈압 수치 변화

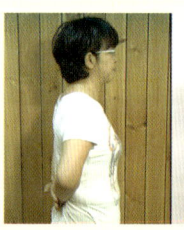
해독 후

–효소 단식 해독 10일 만에 혈압 감소 190mmHg → 131mmHg
–아침에 가뿐한 몸으로 쉽게 기상
–만성 두통과 안구 건조 해소

50대 대표 유명희 씨의 해독 결과

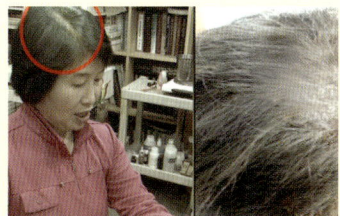

해독 전 탈모

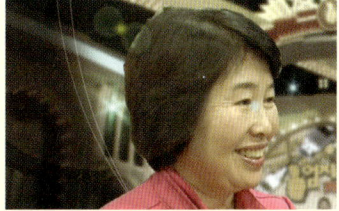

해독 후

−효소 해독 5일 만에 탈모량 현저히 감소
−체중 감량
−피부톤이 맑아지고 한층 젊어보이는 외모
−혈액 순환 장애 개선으로 다리에 쥐가 안 난다.

효소 해독 후, 나는 이렇게 달라졌다!

◆ 현호경 씨

Q1 ● 변비는 어느 정도로 좋아졌나?

∴📋 전엔 일주일에 한 번이었는데 지금은 일주일에 3~4번 정도 본다.

Q2 ● 운동 없이 효소만으로 이룬 변화가 맞나?

∴📋 주기적으로 관장을 해야 할 정도로 변비가 심하고, 버스에서 할아버지가 임산부로 알고 자리를 양보해주신 적도 있을 만큼 복부 비만이 심했다. 변비가 해결되면서 5일 만에 5Kg을 감량했고 허리 사이즈가 32인치에서 28인치로 줄어들었다. 하루 하루 몸이 가벼워지고 힘이 나는 느낌이 든다. 모두 효소 해독만으로 이룬 결과다.

Q3 ● 체중 감량 외의 다른 변화도 있나?

∴📋 전엔 밀가루 음식을 먹으면 체했는데 소화불량이 없어지면서 이젠 밀가루 음식도 편안하게 먹는다. 일반 해독을 시작하면서 우울증 약 복용도 끊었지만 불안했는데 효소 해독 후에는 약 없이도 잘 지낼 수 있다는 자신감이 생겼다. 변비가 사라져서 그런지 피부도 좋

아졌고, 신경도 예민했는데 요새는 성격이 좋아졌다는 말을 듣는다.

Q4 • 5일 만에 몸이 좋아지는 걸 본인 스스로 느꼈나?

⋮⋯目 하루가 다르게 몸이 좋아지니까 5일이 너무 짧게 느껴졌다. 매일 1Kg씩 정확히 빠졌는데 다른 다이어트와 달리 몸이 힘들거나 지치지가 않았다.

◆ 장혜정 씨
───

Q1 • 고혈압 수치도 높고, 고혈압 증상도 심하게 나타났는데도 혈압약을 왜 안 먹었는지 궁금하다.

⋮⋯目 눈이 침침하고 가슴이 뻐근하고, 만성 두통에 시달리는 고혈압 증상이 심각했다. 계속 방치하면 급성 뇌출혈이 올 수도 있는 상태였지만 10년 뒤에 심장이나 당뇨 등 합병증이 올까봐 두려웠다. 대신 식이 조절을 택한 것이다.

Q2 • 효소 단식 중 몸이 어떻게 변화를 보였나?

⋮⋯目 효소 단식을 시작한지 1~2일은 거의 변화가 없었는데 3일째부터 고혈압 수치가 조금씩 떨어지다 7일째 확 떨어지기 시작했다. 7일째 129까지 떨어지고 그 이후 소변에서 지방 같은 이물질이 나오

기 시작했다. 체중 변화는 크지 않지만 지방 제거가 되는 느낌이 든다. 10일 효소 단식으로 혈압도 정상 수치인 120mmHg에 거의 가까운 130mmHg까지 내려온 셈이다.

◆ 유명희 씨

Q1 ● 해독 프로젝트 1편에 등장했던 참가자들의 효과 지속 여부가 궁금했는데 일반 해독 이후 효소 해독에도 참여한 이유는?

⋮⋮▤ 일반 해독 때 5Kg을 감량했는데 요요 현상이 일어날까봐 걱정했다. 사실 이번엔 탈모 쪽보다는 체중 감량을 기대하고 시작했다. 이번에 효소 해독을 하면서 3Kg이 더 빠졌다.

Q2 ● 2차 해독 프로젝트 후 몸이 어떻게 달라졌는가?

⋮⋮▤ 시작한 지 4일째부터 머리를 감고 났을 때 머리카락이 빠지는 수가 확 줄었다. 또 피부톤도 맑아지고, 주름 개선 효과도 생겨서 나이를 거꾸로 먹냐는 소리를 많이 들었다. 혈액 순환도 좋아져서 다리에 쥐나던 일도 없어졌다.

또, 생각도 못했는데 눈 상태가 좋아졌다. 원래 시력이 좋은 편이었는데 노안이 오면서 안구 건조증도 생기고 눈이 저절로 깜박거리는 증상이 생겼는데 다 해소가 되서 눈이 빡빡하지 않고 쓰리지도 않고 남들의 불편한 시선을 안 받아도 되서 참 좋다.

Q3 효소 해독을 마치고 난 지금은 어떻게 생활하는가?

불과 5일만 했을 뿐인데 이전의 한 달 해독과 맞먹는 효과를 경험하니까 더 욕심이 생겼다. 현재는 인스턴트 식품과 밀가루 음식만 먹지 않고 해독 이전 식생활과 똑같이 먹는다. 먹는 양도 비슷하다. 그런데도 체중이 늘지 않고 소화도 더 잘되고, 몸이 점점 좋아지는 게 느껴진다.

효소에 숨겨진
해독의 비밀

누가 효소 해독을 해야 할까?

5일 만에 허리 사이즈가 줄고, 10일 만에 고혈압이 정상이 된다! 효소 해독의 효과는 정말 놀랍다. 여기서 생기는 궁금증 하나 있다. 누구나 일반 해독 대신 효소 해독으로 빠르고 확실하게 해독을 하면 좋지 않을까?

그러나 해독 전문 박찬영 원장은 효율성 면에서 의미가 없다고 말한다. 독소가 1~2단계인데 굳이 효소 해독부터 시작할 필요가 없다는 얘기다.

해독 방법에는 일반 해독, 효소 해독, 효소 단식 해독, 집중 해독의 4가지가 있다. 그 4가지를 환자의 상태나 독소 단계에 따라 적절하게 처방하는 것이다.

예를 들면, 1~2단계는 (하루 2끼-일반해독식) + (1끼- 효소식) 으로 소식하는 방법을 권한다.

3, 4, 5단계는 (1끼-일반 해독식)+ (2끼- 선식+효소) 섭취하는 효소 해독이나 단식하면서 선식+효소를 섭취하는 효소 단식 해독과 함께 전문가의 관리를 받는 것을 추천한다.

물론, 가장 심각한 6단계는 집중적인 효소 해독 과정이 필요하다. 박찬영 원장은 이렇게 환자의 영양 상태와 증상에 따라 효소의 종류와 한약의 종류를 다르게 처방한다. 박찬영 원장이 세 참가자에게 효소 해독을 권한 이유와 처방을 보면 확실히 알 수 있다.

현호경 씨는 우울증 약 장기 복용과 만성 변비로 몸 안 구석구석 쌓인 독소가 너무 많아서 생활 해독만으로 해결이 안 됐다. 장혜정 씨는 생활 해독만으로 혈압이 떨어지지 않을 정도로 몸 안의 독소로 병증이 심했으므로 특단의 조치인 효소 단식을 시행했다. 효소식만 먹고 일반식은 먹지 않은 것이다. 반면 심각한 병증이 두드러지지 않은 유명희 씨는 약한 효소 해독을 했다. 1~3일은 선식과 효소를 4~5일차에는 아침에 일반 해독식을 먹고, 점심과 저녁은 선식+효소식을 먹는 것이었다.

위의 사례에서 알 수 있듯이 박찬영 원장은 환자 상태의 변화를 보며 맞춤 관리를 해주는 전문가의 손길이 꼭 필요하다고 강조한다.

효소 해독의 원리

요즘은 홈쇼핑에서도 효소를 판매할 정도로 효소에 사람들의 관심이 많다. 누구나 쉽게 구입해서 먹어도 효소 해독이 되는 것일까? 효소 해독의 원리는 무엇일까?

박찬영 원장은 효소 해독을 발효된 음식을 섭취해서 우리 몸속 효소가 스스로 활성화 되도록 돕는 해독법이라고 설명한다. 효소를 쉽게 설명하자면 우리 몸의 소화효소를 아끼면서 음식물이 우리 몸에 잘 흡수되도록 잘게 분해하는 역할을 하는 영양 덩어리를 말한다.

약재와 곡류에 발효와 효소 처리를 하게 되면 우리 몸의 소화효소를 아껴서 대사효소를 활성화 하는 데 도움을 줄 수 있다. 효소 단식을 하면 효과가 더 커지는 것은 공복에 약을 먹으면 약성이 더 높아지는 것과 같은 이치다.

일반 해독을 할 때도 소화효소를 아끼는 데 중점을 둔다. 우리가 음식을 먹으면 소화 흡수 과정에서 몸 속 에너지와 체내 효소의 30~40%가 쓰인다. 잘못된 식습관을 가지면 소화효소만으로 부족해 대사에 쓰일 효소가 소화에 쓰이게 된다.

그러므로 소식과 단식을 병행하며 자연식, 발효 음식을 섭취해 보다 쉽게 흡수 분해되도록 우리 몸을 도와야 한다. 이러한 일련의 과정이 몸의 자연 치유력을 극대화 시키는 것이다.

독소가 말초까지 영양 공급을 막고 있기 때문에 탈모, 노화, 질병에 걸린다. 그러므로 해독으로 혈액순환이 개선되고 구석구석 영양과 혈액이 잘 공급되면 당연히 정상보다 노화가 늦게 온다. 또한 자연 치유력이 높아지면 땀과 소변, 대변의 배출이 잘 되면서 각종 노폐물이 빠져나와 종양 세포와 독소도 함께 사라진다. 이런 원리로 심각한 질병도 고칠 수 있게 된다.

박찬영 원장은 체내 독소가 아주 많은 경우에도 6일째부터는 스스로 체감할 수 있는 변화가 있기 때문에 10일 단위로 해독을 진행한다.

효소 해독을 진행하는 경우, 보통 3~4일이 가장 힘든 시기다. 이 고비를 넘기면 10일이든, 20일이든 수월하게 쭉 이어나갈 수 있다.

환자 상태에 따라 다양한 호전, 명현 반응이 나타나기 마련이다. 복부 비만이나 만성 변비 정도는 가벼운 호전 반응이 나타나지만 심각한 질병이 있을 때는 심각한 명현 반응이 나타난다.

한 예로, 페인트 공인 분이 효소 해독 과정 중에 찜질방에서 땀을 내는데 기대고 있던 벽의 페인트가 녹을 정도로 몸에서 독소인 신나가 땀으로 배출이 된 경우가 있다.

이렇게 해독을 하면, 땀으로 독소가 배출되거나 입 냄새로, 짙은 소변으로 숙변이 배출된다. 또 피부 발진이 일어나거나, 신경통이나 근육통을 3~5일 정도 겪는다든가, 독소에 찌들었거나 질병이 심한 사람일

수록 호전되어 가면서 명현 반응이 심하게 나타난다.

효소 해독 프로젝트 참가자인 현호경 씨의 경우도 1~2일째는 괜찮다가 3일이 되니까 기어 다닐 힘도 없을 정도로 급격히 체력이 떨어졌다. 그러다가 4일째 되니까 다시 가벼워지는 경험을 했다.

또한 장혜정 씨는 소변에서 지방성 이물질이 배출되기 시작했는데, 보통 지용성 독소 배출은 대변이다. 소변은 수용성 독소 배출 통로인데 장혜정 씨처럼 소변으로 나오기도 한다.

그렇지만 해독 효과는 나이에 따라 차이가 크다. 나이가 들면 대사 능력이 저하되므로 떨어진 대사력 만큼 해독 반응이 늦게 나타나 집중적으로 치료해야만 한다.

단, 유의할 점은 효소 해독의 효과에 취해 무작정 단식을 하면 안 된다는 사실이다.

해독으로 독소가 쏟아져 나오면 이걸 다 간에서 처리해야 한다. 간에서 충분히 처리할 만큼 영양 보충이 같이 이루어지지 않으면 오히려 간에 더 부담이 될 수 있다. 그냥 굶는 게 아니라 영양 보충을 같이 하는 게 진정한 해독이라고 이해해야 한다.

음식 독부터 없애라

유입되는 독소량이 배출되는 것보다 많으면 몸에 독소가 쌓이고 건강이 안 좋아질 수밖에 없다. 독소가 쌓이는 식습관, 생활 습관에는 과연 어떤 것이 있을까?

스트레스 독, 과로 독, 음식 독, 사고 독, 감염 독… 독소의 종류도 많다. 이 중 가장 해독이 쉬운 것이 음식 독이고, 어려운 것이 스트레스 독이다. 음식은 장에서 배출이 되지만, 말로 쌓인 스트레스 독은 뇌의 변연계에 박혀서 생각이 날 때마다 우리 몸에 반복적으로 독소를 배출한다.

각 참가자들의 사례에 비추어 자신의 식습관과 생활 습관을 체크해 보자.

참가자들의 해독 전후 식습관

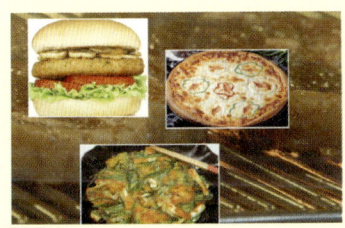
해독 전 식습관

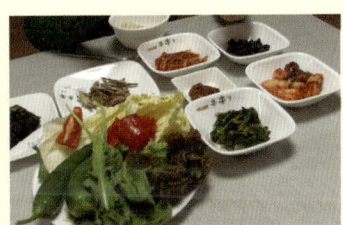
해독 후 식습관

• 유명희 씨의 해독 전 식습관

1. 밀가루 음식을 좋아한다.

2. 물에 밥을 말아 급하게 먹는 습관이 있었다.

3. 먹고 나면 바로 누웠다.

• 장혜정 씨의 해독 전 식습관

　1. 밀가루 음식과 떡을 좋아했다.

　2. 결혼 후 달라진 환경으로 스트레스가 심했다.

　3. 가족들도 육식을 좋아해서 아이들도 햄버거와 피자를 즐겼다.

• 현호경 씨의 해독 전 식습관

　1. 외식과 육식 위주의 식생활

　2. 장기 복용하는 약이 있다.

　해독 후 채소, 과일 위주의 음식과 천천히 씹어 먹는 식습관으로 개선했다.

　세 참가자의 사례에서 보듯이 대부분의 사람들이 선천적인 영향보다는 자주 눕고 움직이지 않는 후천적 습관으로 체내에 독소가 많이 쌓인다. 그러다 보면 몸이 무거워져서 더 움직이지 않게 되는 악순환이 반복된다.

　일단 음식 독소를 차단하고 체내에 쌓인 독소를 배출하면 몸이 가벼워지며 움직이려는 의지를 불러온다. 악순환의 고리를 끊는 순간 우리 몸의 선순환이 시작된다.

스트레스 독소는 해독이 어렵다. 박찬영 원장의 치료 경험으로 봐도 울화독이 쌓이면 치료가 어느 정도 되는 듯하다 결국 지연되고 만다. 그래서 그런 사람은 효소 해독과 함께 심리 상담이나 최면 상담을 병행할 것을 권한다. 심리적인 걸림돌을 제거하면 해독 효과가 더 커진다.

해독의 생활화

물을 제대로 마시는 법

물을 마시는 데도 방법이 있다. 그렇다면 어떻게 마시는 게 좋을까? 갈증 나기 전에 마시고, 물과 밥을 분리해서 먹어야 한다. 물에 밥을 말아 먹으면 소화액과 효소가 묽어진다. 물에 소화효소가 씻겨 버리니까 소화효소를 새로 만들어야 해서 에너지와 효소가 낭비된다.

해독을 위한 물 섭취 방법은 식전 30분에 입가심을 하고, 1시간 간격으로 마시는 것이다. 국은 수저로 떠서 먹고 그 이상 많이 국을 마시면 위장에 무리가 간다.

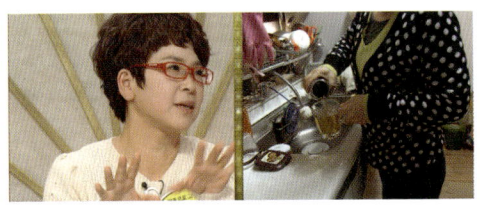

▶ 장혜정 씨의 물 마시기 습관

프로젝트 참가자 가운데 평소 땀이 잘 안 나던 장혜정 씨는 물을 많이 마시란 권유를 받고 처음엔 하루에 4리터를 마셨다. 소변으로 독소가 많이 배출이 된 요즘엔 무리되지 않는 정도로 3리터를 꼭 마신다.

배를 따뜻하게 하라

프로젝트 참가자 가운데 현호경 씨는 배를 따뜻하게 하기 위해 잠잘 때마다 핫팩으로 감싸고 잤다. 점차적으로 배가 따뜻해지며 변비가 개선되는 데 도움을 주었다.

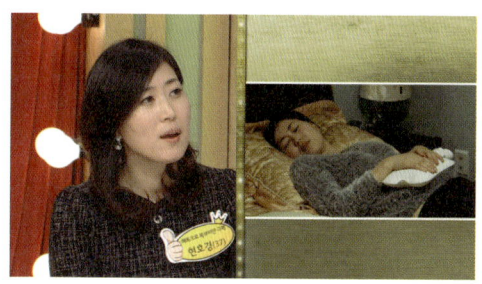

▶ 현호경 씨의 핫팩 활용 모습

지방은 열을 얻으면 수용성이 되서 수분과 함께 배출이 되고 열을 뺏기면 지용성이 된다. 지용성이 되서 덩어리로 변질되면 아랫배에 살로 간다. 그래서 복부 비만은 아랫배가 점점 차진다는 증거로 볼 수 있다. 인스턴트 식품이나 지방이 많은 고단백질 식품은 장내 부패의 가장 큰 원인을 제공한다. 만병의 근원은 장에 부패

균이 늘어나기 때문이라는 것을 잊지 말자.

호흡으로 스트레스를 해소하라

프로젝트 참가자 가운데 노래를 즐기던 유명희 씨는 노래방에서 스트레스를 해소했다. 호흡을 통해서 밖으로 스트레스를 배출하고 울화독 해소에 좋은 방법이었다.

생활 속에서 무난하게 호흡할 수 있는 방법은 노래하기다. 노래를하면 날숨이 길고 들숨이 짧아지는 데 이게 바로 복식 호흡이다. 스트레스 해소를 위해 하는 명상도 날숨이 10초, 들숨이 2~3초 정도이다. 내쉴 때 사람은 심장 박동수가 감소하고, 들숨일 때 심장 박동수가 증가된다.

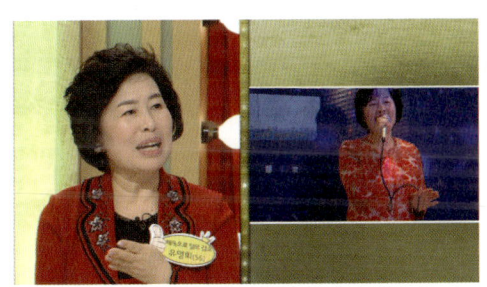

▶ 유명희 씨의 스트레스 해소법

스트레스를 받으면 심장 박동수가 증가되므로, 독소 제거를 위해 날숨을 충분히 쉬는 게 좋다.

옛 어른들은 '복 나간다. 한숨 쉬지 마라'고 했지만 스트레스 해소에
는 한숨조차도 도움이 된다. 또 평소에 코미디 프로를 보면서 자주 웃
어라. 웃다 보면 호흡이 크게 일어나서 스트레스가 호흡으로 함께 배출
이 된다.

내 몸을 살리는
간·폐·땀 해독법

잘 먹고 잘 자고 잘 싸게 하라

대사력이 달라지는 40대 이후엔 누구나 반드시 해독이 필요하다. 특히, 일순위 대상은 땀이 잘 나지 않는 사람이다. 운동이나 반신욕을 통해 인위적으로라도 땀을 배출해야 한다.

현대인은 대체로 운동 부족 상태이고 냉난방 설비도 매우 잘되어 있어 땀을 흘릴 기회가 적다. 땀을 흘리지 않으면 땀샘의 기능이 저하되어 더 잘 흘리지 않게 된다. 체온 조절이 잘 되지 않아, 체내의 독소가 배설되지 못하고 쌓여 몸이 차가워진다.

땀을 흘리지 않는 사람보다 더 위험한 사람이 바로 소변을 잘 보지 않는 사람이다. 우리 몸 해독의 90% 이상을 책임지는 땀과 소변, 해독의 가장 중요한 방법 중 하나다.

수분으로 독소를 빼는 법

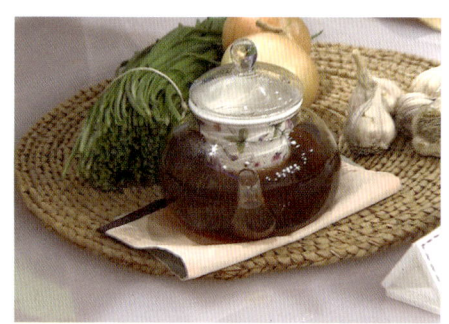

▶ 부추 양파 파, 생강과 홍차

부추, 양파, 파, 생강, 홍차. 매운맛과 독특한 향이 있는 것들 속엔 모두 황화알릴(유황) 성분이 있다. 이 성분은 심장 강화 및 이뇨 작용이 있어서 소변의 생성 및 배출 기능을 증진시킨다. 심장 근육에 영양분을 공급해주는 관상동맥을 확장시켜 혈류량을 늘린다. 심장의 활동을 높여주며 신장으로 내보내 소변의 생성 및 배설을 촉진시킨다.

부추, 양파, 파는 심장을 강하게 하고 소변을 잘 나오게 하는 성분이 있는 대표적인 식재료들이다. 이것들을 자주 먹고, 생강과 홍차를 함께 마시면 수분 독소 배출에 좋다. 그러나 이 성분은 위장에 자극을 주므로 위장 장애가 있는 사람은 익히거나 묵혀서 먹도록 한다.

특히 생강 홍차는 수분으로 독소를 배출하기에 최고의 궁합이다. 생강차는 소음인처럼 속이 찬 사람이 마시면 위장을 편하게 해주고 홍차는 이뇨 작용을 해주기 때문이다.

체질이 냉한 사람에게 생강 홍차가 좋다면, 열이 많은 체질의 사람은 찬 성질인 녹차를 이용해 생강 녹차를 마시면 좋다. 혹시 체질을 잘 모르면 우롱차와 생강을 함께 마시면 된다.

엄지의 TIP

생강 홍차 만드는 방법

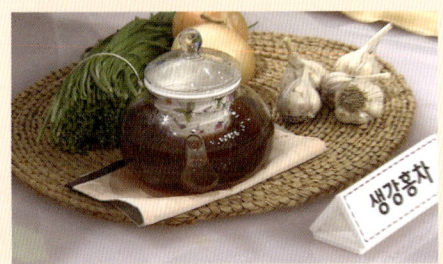

만드는법

1. 생강을 강판에 간다.
2. 홍차물에 생강즙을 1대 1로 섞는다.
3. 꿀이나 매실을 첨가해서 맛을 나게 해서 마신다.

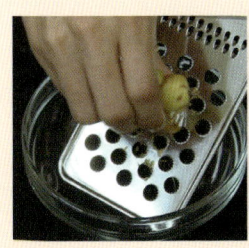
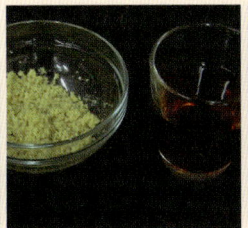
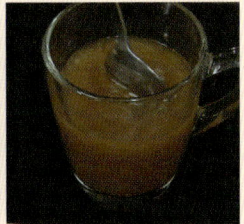

장 해독의 비결

나는 변비가 아니어서 장 해독이 필요없다? 천만의 말씀이다. 의학에서 말하는 건강한 변의 기준은 일반적인 생각과는 다르다.

의학적으로 건강한 변의 기준은 아래와 같다.

① 풀어지거나 너무 딱딱하면 안 좋다

② 황금색의 바나나 모양일 것

③ 물에서 가라앉지 않고 떠 있어야 한다.

　(지용성 독소가 대변으로 배출되어야 한다는 뜻)

④ 휴지로 닦았을 때 묻어나오지 않아야 한다.

⑤ 하루 한 번 규칙적일 것

⑥ 5분 이내에 변을 본다.

현대인 가운데 위의 조건에 완벽하게 부합하는 건강한 변을 보는 사람은 거의 멸종되었다고 봐도 무방하다. 누구나 크고 작은 대변의 문제를 갖고 있다.

장 건강의 중요성을 계속 강조하는 까닭은 그 만큼 해독의 핵심 포인트이기 때문이다. 장에서 처리하고 남은 독소가 혈액을 통해 간으로 유입되면 간에서 해독해야 한다. 입에서 씹어서 1차 분해를 한 음식물은 위와 장을 통과하면서 소화의 3단계를 거친다. 각 단계마다 소화액과 소화효소가 나와서 음식물을 분해하고 영양분을 흡수한다. 이 단계마다 소화액과 효소의 활동을 도와준다면 장에서 해독이 훨씬 쉽게 이루어진다.

장에 부패가 일어나 음식이 썩으면 많은 독가스가 나온다. 변과 방귀로 배출되는 독소는 20~30%밖에 안 된다. 나머지 70~80%는 간으로 이동해서 간이 처리해야만 한다. 간이 다 못하면 독소가 혈액을 타고 세포로 이동해서 문제를 일으킨다. 우리 몸을 지키는 1차 방어선인 장 해독이 중요한 이유다. 장을 깨끗이 하기 위한 장 해독 삼총사를 소개한다.

① 위 – 위산 – 식초 : 식사 직전, 식사 중 30ml의 식초 (홍초나 매실액 등) 희석해서 마시면 위산을 보충해서 소화에 도움을 준다.

② 간/췌장 – 소화효소와 소화액 – 생채소: 생채소로 효소와 식이섬유를 보충하라. 음식으로 효소를 섭취하면 간과 췌장의 일을 덜어

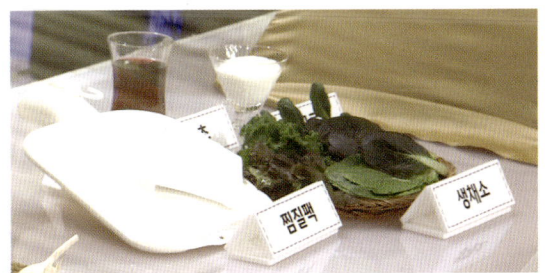

▶ 찜질팩 식초, 생채소 ,유산균

준다.

③ 소장/대장 – 좋은 유산균 –요구르트 : 유산균을 보충해서 장에서
모든 해독을 마무리 한다.

폐 해독, 한숨이라도 쉬어라

풍선을 불자

항상 긴장된 상태의 현대인은 교감 신경이 흥분된 상태다. 얕은 호
흡으로 흉식 호흡밖에 안하면 독소 배출이 안 된다. 의식적으로 복식
호흡을 해서 독소를 배출해야 한다. 복식 호흡, 한숨을 쉬는 것, 풍선
을 부는 것, 노래 부르는 것 모두 호흡이 깊고 빨라지는 효과가 있다.
휘발성 독소는 내뿜고 산소를 깊이 들이마시기 때문에 해독 효과를
기대할 수 있다.

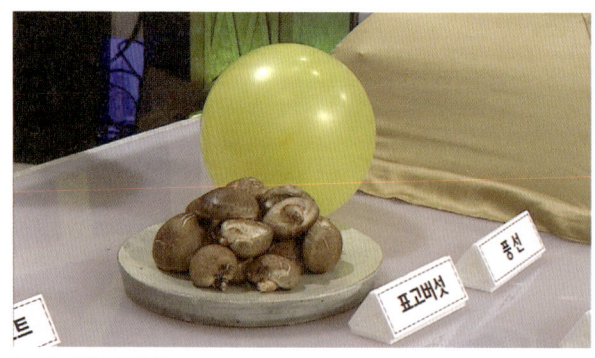

▶ 표고버섯과 풍선

표고버섯을 먹자

표고버섯은 단백질 함량이 18%나 차지한다. 우리 폐에는 공기를 담았다 줄였다 하는 폐포가 있는데 표고버섯에는 이 폐포의 탄력을 증가시키는 당 영양소가 많다.

한의학에서는 담배 피우는 사람에게는 표고버섯 5개가 산삼 1뿌리와 같은 효과를 낸다고 할 정도이다. 한의학에서 폐와 피부와 대장은 하나로 연결되어 있다고 본다. 그래서 폐에 독소가 쌓이며 간이 더불어 고생을 한다. 버섯을 비롯한 식이섬유로 독소가 배출되면 폐가 건강해진다. 표고 버섯을 더 건강하게 먹으려면 마트에서 생표고버섯을 사다가 직접 햇볕에 말려라.

표고 버섯은 말리면 비타민D의 함량이 5배 증가한다. 시판되는 건조 표고버섯은 햇볕보다는 열풍으로 말리는 경우가 있다.

간 해독, 잠으로 풀어라

최종적인 해독은 결국 간에서 담즙을 분비해서 해독을 해야만 이루어진다. 간은 우리 몸의 대사 활동을 담당하고, 해독 작용 및 살균 작용을 하는 장기지만, 문제가 생겨도 증상을 드러내지 않는 침묵의 장기이다.

음식 독은 간을 거쳐서 담즙을 통해 몸 밖으로 나간다. 올리브유는 담즙 분비를 유도한다. 자기 두 시간 전 공복에 소량의 올리브유(보통 소주잔의 1/4)를 섭취하면 밤 사이 콜레스테롤 찌꺼기가 담즙으로 변해서 담이 배변으로 배출된다. 기관지에 탁월한 효과가 있다고 알려진 백년초도 간 해독에 도움이 된다.

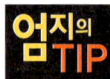

백년초 섭취 방법

1. 백년초를 믹서기에 갈아서 체에 거른 후 꿀과 섞어 마신다.
2. 냄비에 세로로 1번 자른 백년초: 꿀/설탕: 물 (2:1:4 비율)을 함께 끓여 차로 마신다.

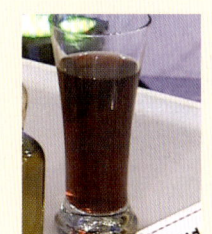

베개를 골라라!

베개는 수면의 질을 좌우한다. 잠을 잘 자야 해독이 된다. 차도 정비를 잘해야 오래도록 잘 굴러간다. 사람의 정비소는 잠이라고 보면 된다. 잠을 자서 매일 자가 정비를 해야 건강해진다.

인체는 매일 1조개의 세포가 파괴되고 재생된다. 인체가 잠을 자는 이유는 깨어 있을 때 생각하고, 움직이고, 소화시킬 때 쓰던 모든 에너지를 새로운 조직을 재생시키는 작업에 투입하기 위한 것이다. 이런 작용이 보통 수면 중이나 깊은 휴식 중에 진행되기 때문에 잠을 잘 자야 한다.

그런데 나이가 들수록 잠자다가 소변이 마려워 잠을 깬다고 호소하는 사람이 많다. 그것도 재생되는 세포보다 파괴되는 세포가 많아지기 때문에 소변으로 그런 대사 찌꺼기를 배출하기 위한 신체의 자정 작용이다. 따라서 해독이 충분히 되면 그런 증상도 사라지고 충분히 잠을 잘 수 있는 선순환이 이어진다.

앉아서 자거나 쪽잠을 자는 등 질 나쁜 수면은 도움이 안 된다. 간이 등 쪽에 있기 때문에 누워서 잠을 잘 때 간에 혈액이 머물면서 해독이 되는 것이다.

질 좋은 수면의 조건

① 두 어깨를 바닥에 붙이고 천장을 보는 자세로 자자. 옆으로 누워서 자면 어깨 통증이나 오십견의 원인이 된다. 등 근육이 이완되도록

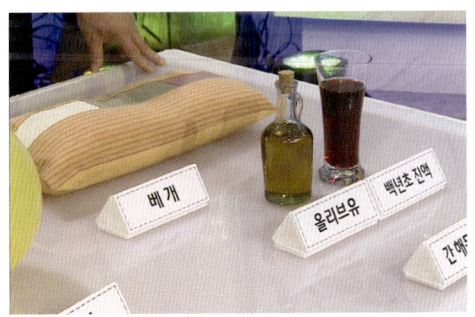

▶백년초 진액. 올리브유. 베개

두 어깨를 바닥에 대고 천장을 보는 자세로 자는 게 좋다.

② 적절한 수면 시간은 6~8시간인데 개인차가 있고 양보다 질 좋은 수면을 취해야 한다.

③ 수면을 망치는 나쁜 습관을 없애자. 살이 찌면 숨길에도 살이 쪄서 코골이(수면 무호흡증)이 생긴다. 잠을 못자면 비만 확률 증가되니, 질 좋은 수면을 위해서도 체중을 감량하자.

해독의 기적은 누구나 가능하다

지금까지 우리 몸의 혈관과 혈액에 쌓인 독소를 없애는 피 해독부터 한 끼 식사를 통한 생활 해독, 짧은 시간 안에 강력한 효과를 기대할 수 있는 효소 해독까지 살펴보았다.

해독을 하는 것만으로 병을 치료 할 수 있을까? 〈엄지의 제왕〉에 출연한 박찬영 원장은 그렇다고 말한다. 해독을 통해 노화 예방은 물론 체온이 상승되어 면역력이 강화되면 병의 예방은 물론 걸린 병도 치료 할 수 있다는 것이다. 그의 말을 증명하듯 해독의 기적을 체험한 사례가 있다. 심한 당뇨 합병증으로 발이 부패한 환자에게 해독 프로그램으로 치료해서 3개월 후 호전된 사례가 있다. (대한발효해독 학회 개선 사례)

인체의 자연 치유력은 상상을 뛰어넘는다. 폐경 이후에 당뇨가 찾아온 주부가 당뇨병 치료를 위해 해독을 시작하고, 6개월 만에 완치했다. 뿐만 아니라 1년 후에는 다시 생리를 시작했다는 사례도 있다. (대한발효해독 학회 개선 사례)

해독으로 자연 치유력을 높이면 어떤 질병도 이길 수 있다. 해독은 몸속에서 잠자고 있는 자연 치유력의 스위치를 켜는 것이다. 내 몸속에 기적을 일으키고, 혁명을 일으키는 중요한 방법이다. 오염된 환경 속에 살고 있는 현대인이라면 남녀노소 누구에게나 해독이 필요하다.

자신의 몸 상태에 맞는 해독법으로 자연 치유력을 높이고 건강을 지키도록 하자.

PART 02.

암,
제대로 알면
살 수 있다

· · ·

　국내 암 환자수는 100만을 넘었고, 발병률도 가파르게 상승하고 있다. 우리나라 국민 평균수명인 81세까지 생존할 경우 3명 중 1명이 암 환자라는 통계가 말해 주듯 암은 이제 누구도 피해갈 수 없는 질병이 되고 있다. 국가 사망 원인 1위의 가장 무서운 질병, 암을 극복할 열쇠를 찾아 〈엄지의 제왕〉 제작팀이 나섰다.

　먼저, 세계적인 암 권위자인 김의신 박사는 암에 대한 오해를 바로잡고, 올바른 대처법을 공개한다. 특히 암을 만성병, 당뇨처럼 관리해야 하는 이유, 무조건 채식만 고집해선 안 되는 이유가 밝혀진다.
　더불어 국립암센터의 5대 암 명의들은 주요 암에 관해 반드시 알아야 할 것들과 항암이냐 수술이냐 등 환자들의 현실적인 고민에 속시원한 답을 제시한다.

01

암 명의
김의신 박사,
암을 말하다

세계 최고의 병원에선
어떻게 암을 치료할까?

MD 앤더슨과 한국 병원의 차이

한국의 모 재벌이 암을 치료하기 위해 찾았다고 해서 알려진 MD 앤더슨 병원은 미국 텍사스 휴스턴에 있는 세계 최고의 암 전문 병원이다. 암에 관한한 세계 최고의 전문의들이 모여 있는 그곳에서 종신 석

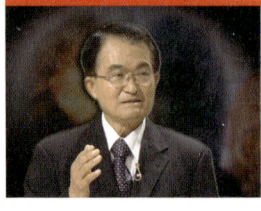

엄지 명의 특강

김의신 1941년 전북 군산 출생.
서울대학교 의과 대학원 박사.
존스홉킨스대학교 대학원 박사
MD 앤더슨 암센터 종신 석좌 교수
UCI 캘리포니아 대학교 교수
1991년, 1994년 두 차례 '미국 최고의 의사'로 선정

좌 교수인 김의신 박사는 그야말로 세계 최고의 암 전문의이다.

김의신 박사에게 암에 대한 진짜 정보, 암에 대한 진실, 세계의 암 치료 방법의 현실을 들어본다.

MD 앤더슨 암센터는 미국의 정계 재계 거물은 물론, 아랍의 왕족, 한국의 재벌 총수들도 많이 찾는 암 전문 병원으로 알려져 있다. 병실이 530개 정도인데 의사만 1,200명이고, 연구원이 1,000명이라고 한다.

암의 종류가 500여 종에 이르고, 폐암만 해도 20가지인데, 그 각각 하나의 암만 연구하는 전문의가 한 가지 암당 두 명 꼴인 셈이다. 그런 만큼, 희귀암에 강하고 여러 가지 케이스를 다루기 때문에 희귀암 치료에 유리하다고 볼 수 있다.

또, 환자 한 명 한 명에 집중 치료를 하는 것도 장점이다. MD 앤더슨은 초진 환자와는 두 시간 이상 상담하기도 한다. 일반적으로 미국의 치료비는 한국 치료비의 약 10배~15배라고 보면 되는데 그만큼 MD 앤더슨 암센터는 치료비도 비싸다.

따라서 위암, 식도암, 담도암 등의 일반적인 암을 가지고 MD 앤더슨을 찾는 것은 무의미하다. 한국의 의학 수준도 높기 때문이다. 특히 한국 외과 의사의 기술은 세계적인 수준이고, 특수 장비도 한국이 세계적으로 많이 보유하고 있다. 군이 10배나 비싼 치료비를 내면서 미국까지 찾아올 필요가 없다고 김의신 박사는 말한다.

한국에서 못 고치는 암은 그곳에서도 못 고친다는 것이다. 실제로 최근으로 올수록 미국 원정 치료를 오는 환자수가 50% 이상 줄었는데, 이는 한국의 치료 환경이 세계적인 수준이 되었다는 증거다.

김의신 박사는 1년에 50여명 정도 한국 환자를 만났는데, 가장 치료하기 힘든 환자들이 한국 의사 환자들이었다고 말한다. 한국 의사 중 암에 걸리면 MD 앤더슨으로 오는 경우가 많은데, 진짜 말도 안 듣고, 의심도 많고, 불만도 많았다.

모 재벌 총수의 경우는 오히려 감정의 기복도 없고 의사에게 따져 묻지 않고 처방도 잘 따라주고, 모든 상황에 차분하게 대응했다. 이렇게 환자의 태도는 치료 결과와 아주 큰 연관이 있는 문제다.

MD 앤더슨의 암 치료 방법

그렇다면, MD 앤더슨 치료 방법엔 어떤 특징이 있을까?

김의신 박사는 다음 3가지를 꼽았다.

1. 함부로 수술을 권하지 않는다.
2. 우선 약으로 돌아다니는 암세포를 잡거나 성질을 약하게 만든다.
3. 암세포가 약해지면 그 때 수술한다.

갑상선암, 전립선암처럼 관리가 쉬운 암은 1차 치료로 무조건 수술을 권하지 않는다는 이야기였다. 김의신 박사는 환자와 상담을 하면 제일 먼저 의사인 자신을 믿고 의사 말을 잘 따라 달라고 하고, 영양섭취 부분과 물을 잘 마시도록 권한다고 한다. **가장 중요한 것은 치료에 임하는 환자의 자세다.** 한국에서 온 환자들 중 병원 예약을 하면서 주변 관광을 하거나 골프장을 잡는 낙관적이고 노는 걸 좋아하는 환자들도 있다. 이런 환자들이 오히려 치료 결과가 더 좋았다. 이렇게 병 치료도 여행하듯 가볍고 즐거운 마음으로 계획표를 짜면 치료에 큰 도움이 된다고 한다.

환자의 자세가 치료에 미치는 영향은 미국 환자와 한국인 환자의 차이점을 살펴보면 더 명확해진다. 미국 환자들에게 '이 치료약을 쓰면 생존 확률이 30%입니다' 하면 30%의 확률이 있다고 좋아하는데, 한국 환자들은 '생존 확률이 50%가 넘는다'라고 하면 '그럼 죽을 확률도 50%가 되네요?'라면서 탄식에 빠진다. 스트레스를 받거나 근심 걱정이 많으면 뇌하수체에서 식욕을 자극하는 호르몬이 나오지 않는다. 또 잠을 설치기 때문에 수면제를 처방받는데, 수면제를 먹으면 위가 팽창해, 배고픔을 모르고 결국 말라 죽는다.

MD 앤더슨에는 약 천여 명의 자원 봉사자가 있는데 그 중 반 이상이 환자다. 그러나 지금까지 천여 명의 한국인 환자가 왔지만 단 한명도 자원 봉사하는 걸 못 봤다고 한다. 병실에 누워 천정만 보면 그때부터 중증환자가 되는 것이다. 암 치료에 있어서 평상시처럼 가벼운 일에 몰두하는 것이 항암에 큰 효과를 준다고 그는 말한다.

암에 대한 상식을 깨자

1. 10년 안에 암은 정복될 수 있다?

미국에선 암 극복에 대한 시각이 변화했다고 김의신 박사는 말한다. 지난 30년간의 세계적으로 많은 돈을 들여 연구를 한 결과, 겨우 30년 전보다 3개월 수명을 연장했을 뿐이다. 암은 근본 치료를 할 수 없는 병이라고 결론을 내렸다.

옛날엔 치료(Cure) 라는 용어를 썼지만 최근엔 호전(Remission)이라는 용어를 쓴다. 이제는 일단 암이 정지하는 것을 목표로 삼는다. 즉, 암 치료의 목적은 암세포 증식을 멈추는 것이란 결론이다.

2. 암은 수술이 최선이다?

일반적 상식은 암 치료의 최선은 조기 발견해서 얼른 수술해서 제거하면 완치 가능하다는 것이다. 이에 김의신 박사는 반대 의견을 내놓았다.

흔히, 암의 형태를 다음 3가지로 나눈다.

① 전이형– 쉽게 전이되는 악성암

② 고착형– 전이되지 않으나 사라지지 않는 암

③ 자정형– 자연스럽게 사라지는 암

그런데, 실은 같은 부위에 생기는 암이라도 종류가 다양해서 1 cm 암 조직에 암세포만 무려 1조개가 있는데 이것이 가만히 있는 게 아니라 자란다.

자라면서 임파선을 통해 온몸으로 빙빙 돌아다니는데, 암이 발생한 장기는 암세포에게 일종의 '집' 같은 역할을 한다. 장기마다 다 다르니까 암세포가 거기 가서 자는 것이라고 보면 된다. 그런데 옛날에는 확 잘라버리니까, 즉, 수술로 집을 잃어버리니까 암세포가 다른 기관에 가서 새 집을 마련하느라고 전이가 되는 것이다. 이 전이는 대개 간, 뼈, 뇌 등 약물 투여가 어려운 부위로 된다.

암에 걸리면 조기 진단과 치료가 중요하다고 하는데, 조기 진단은 그런 어려운 부위로 들어가기 전에 치료하는 개념이다. 그러므로 암을 국소병이 아니고 전신병으로 보는 게 중요하다. 항암 치료 후에 수술하는 게 원칙이고 이에 잘 따르면 거의 제 수명대로 산다.

물론, 항암 치료가 부작용의 위험이 큰 것도 사실이어서 시작했다

중도에 멈추는 경우도 있다. 그러나 치료를 시작하면 2~3개월은 해야 한다. 그래야 암세포가 약화되든지 죽든지 하는데 조금 치료하다 말면 암세포가 성질이 나서 확 자라버린다. 보통 1차 치료에만 6개월이 소요되고, 악성일 경우 2차 치료까지 1년은 해야 항암 치료가 끝난다고 보면 된다.

암 환우가
김의신 박사에게 묻는다

〈엄지의 제왕〉 스튜디오에 현재 투병중이거나 완치한 암 환우가 함께 했다.

암에 걸리기까지, 투병 과정 중에 어떤 공통점이 있었으며, 현재 어떤 고민을 하고 있는지 앙케이트를 통해 질문과 답을 모아 보았다. 결과를 통해 암 명의 김의신 박사와 함께 암에 관한 궁금증을 살펴 보았다. 그리고 암 환우 개인별로 궁금하던 것과 환자의 상태를 방송 중에 김의신 박사에게 직접 묻고 답을 듣는 시간을 가졌다.

암의 자각 증상은 무엇일까?

암 환우 7인에게 전조 증상이나 자각 증상을 느꼈는지 물어보았다. 병원을 찾게 된 자각 증상이 있었다고 대답한 사람들이 대부분이었지만 아무런 증상이 없었다고 대답한 사람도 있었다. 또한, 배가 아프다, 속이 더부룩하다 등 비슷한 증상을 호소했지만 폐암, 난소암, 위암, 간암 등으로 암의 발생 부위가 달랐다.

스튜디오에 출연한 암 환우 7인의 대답은 다음과 같았다.

답변	이름	발병암
만성피로 증상	전○수(男/55세)	간암
건강검진(증상 없었음)	윤○민(男/40세)	위암
	김○야(女/58세)	갑상선암
가슴 멍울	김○서(女/50세)	유방암
혈압 높아짐	안○헌(男/57세)	간암
혈변	조○제(男/59세)	대장암
가려움증	이○연(女/55세)	유방암

• 암의 자각 증상이 있었는가?

그렇다면 암의 종류에 따라 공통된 전조 증상이 있을까?

김의신 박사는 그렇지 않다고 대답했다. 갑상선암이나 유방암의 경우는 혹이나 멍울이 잡히는 외부 암이므로 보통 멍울을 발견하고 병원에 가는 경우가 많다. 그러나 내부 암의 경우엔 초기엔 자각 증상이 없고, 소화나 배설에 문제가 생겨야 진단이 가능하다. 위암은 어떤 증상, 간암은 어떤 증상이 있다고 일반화 할 수 있는 전조 증상은 없다.

일반적으로 통증이 있는 경우는 염증이고 암은 아프지 않다고 생각하면 된다. 그러나 분명 몸에 이상이 생겼기 때문에 평소와 다른 점을 느끼게 된다. 그럴 경우 절대 자가진단 하지 말고 병원을 찾아 검사를 해야 한다.

암을 부르는 식습관이 있을까?

일반적으로 생각하는 것처럼 암을 유발하는 평소 식습관이 따로 있는 것일까? 이 질문에 스튜디오에 출연한 암 환자 4명이 고기를 즐겨 먹었다고 대답했고, 골고루 잘 먹었다고 대답한 사람도 있었다.

특히, 사례자 중 안ㅇ헌 씨는 정육점을 운영하는 덕분에 발병 전에 술과 고기를 자주, 많이 섭취했다고 한다. 점심에 반주로 소주 2병을, 저녁에는 소주 서너 병을 마시는 정도였다. 안ㅇ헌 씨의 이런 식습관과 암 발병은 어떤 관계가 있었을까?

출연한 암 환우 7인이 즐기던 평소 식습관은 다음과 같다.

답변	이름	발병암
고기	윤○민(男/40세)	위암
	안○헌(男/57세)	간암
	김○야(女/58세)	갑상선암
	조○제(男/59세)	대장암
골고루 잘 먹었다	이○연(女/55세)	유방암
흰쌀밥	전○수 (男/55세)	간암
과식	김○서 (男/55세)	유방암

• 암의 발병 전 식습관

김의신 박사는 사례자의 답변 가운데 암을 부르는 습관이 있다고 했다. 그는 겉으로 보기엔 '기름'이란 말이 빠져 있지만, '술과 고기'를 먹었다는 건 사실은, 지방을 섭취했다는 것을 의미한다고 날카롭게 지적했다. 몸속에서 분해되지 못한 술은 '지방'으로 전환되며, 고기 역시 단백질 20%를 제외한 나머지는 지방으로 이루어져 있다.

즉, 고기를 먹는다는 말도 지방을 먹는다는 말이고, 술을 마신다는 건 남아도는 술이 지방으로 저장되는 것과 같다. 그런데 이 지방의 분해가 이뤄지는 장기가 바로 간인데, 간염 보균자인 사람이 술과 고기를 많이 먹는 것은 간에 무리를 가하는 일일 수밖에 없다. 간암 발병과 밀접한 관계가 있었을 것이다. 또한, 식습관은 암 발병뿐만 아니라 암 치료 과정에서도 중요한 요인이 될 수 있다.

암을 부르는 생활 습관이 있을까?

암과 생활 습관은 얼마나 밀접하게 연관되어 있을까? 암에 걸리기
전 생활습관을 묻는 질문에 암 환우 7명 가운데 음주 · 흡연을 했다고
답한 사람이 3명, 스트레스와 과로가 심했다고 대답한 사람도 3명이었
다. 암을 유발하는 생활 습관의 윤곽이 잡히는 대답이었다.

답변	이름	발병암
스트레스	김○서(女/50대)	유방암
술·담배	윤○민(男/40세)	위암
	조○제(男/59세)	대장암
	안○헌(男/57세)	간암
과로	김○야(女/58세)	갑상선암
	이○연(女/55세)	유방암
	전○수 (男/55세)	간암

• 암 발병 전 생활 습관

스트레스를 받을 때 생기는 스트레스 유전인자가 만병의 근원이라
고 김의신 박사는 말한다. 대부분의 암 환자들, 특히 한국 사람은 유난

히 스트레스를 많이 받는다. 우리 몸에 암이 자리 잡는 것은 몸의 균형이 깨져서 그렇다.

우리 몸에는 항상 좋은 것과 나쁜 것이 균형을 이루고 있는데, 이 균형을 깨는 것이 스트레스다. 우리 몸에도 암을 억제하는 유전 인자와 나쁜 유전 인자가 균형을 맞추고 있는데 이걸 깨는 것이 바로 스트레스다.

암을 극복하는 데도 암을 받아들이는 자세, 스트레스 관리가 중요한 영향을 끼친다. 서양 사람들은 나이 들어 병에 걸리는 것을 당연하게 생각하고 사람이 죽는 것은 피할 수 없는 운명으로 인식하는 데 반해, 한국 환자들은 평생에 안 죽을 것처럼 생각하고 살다가 암에 걸린 것에 심하게 좌절하고 스트레스를 받는다. 그래서 스트레스 관리가 곧 건강 관리라고 하는 것이다.

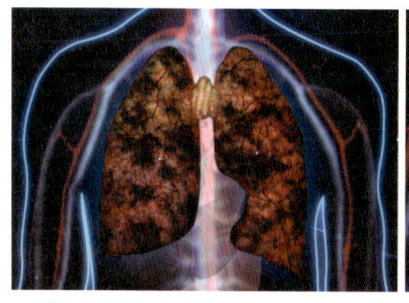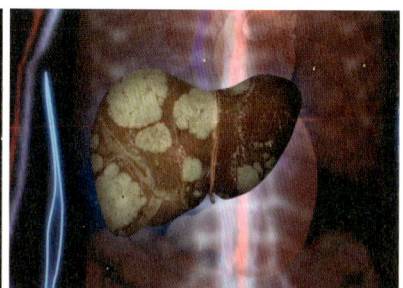

▶ 담배가 인체에 미치는 영향

음주와의 암과의 관계도 밀접하다. 사람마다 장기의 대사 능력이 다르다. 알코올 분해 능력이 다르다는 이야기다. 레드 와인을 즐기는 프랑스 남쪽 지방 사람들은 혈관병이 드물다. 이 때 알코올은 약과 같은 기능을 한다.

그럼에도 불구하고 술을 많이 마시면 뇌의 기능이 떨어지게 마련이다. 적당히 마시면 약이 되는 술, 과하게 마시면 독이 된다. 몸에 피해가 적게 술을 마시려면 물과 함께 마시는 습관을 들이는 게 좋다.

하지만 음주보다 더 나쁜 게 있다. 담배는 백해무익해서 폐에 염증을 일으키며 폐암, 기관지 염, 간경화의 원인이 된다. 또한 남자들의 방광암에도 직접적 영향을 미친다. 담배는 피우는 본인뿐만 아니라 가족의 건강도 망치는 독약이다.

암의 해법,
세계 최고 암 전문의
김의신이 답하다

수술을 안 하고도 살 수 있을까?

직장암 3기 사례자, 조ㅇ제 씨

조ㅇ제(59세) 씨는 2001년도에 직장암 3기로 진단 받고 수술을 먼저 한 후에 6개월 동안 항암 치료 후 6주간 방사선 치료를 받았는데, 방사선 치료가 끝나자마자 2002년에 뇌로 전이 되어 시한부 6개월 선고를 받았다. 이후 절개 수술이 아닌, 노발리스 수술 방법으로 뇌 수술만 3번을 받았다.

노발리스 수술은 방사선을 이용한 암 수술 법으로 무통증, 무절개, 무수혈이 가능한 방법이다.

그러나 조ㅇ제 씨는 이 날, 스튜디오에서 날벼락 같은 사실을 알게 되었다. 환우 본인은 몰랐지만, 아내가 털어놓기로는 2006년 10월 정기 검진에서 암세포가 또 발견되었다는 것이다. 병원에선 이미 노발리스 수술을 3번 받은 상태에서 같은 방법은 효과가 없으니 머리를 열고 수술을 하자고 권유하면서 부작용으로 죽을 때까지 병원에 있을 수도 있다고 했다는 것이다. 부작용이 걱정되어 환우 본인에게도 알리지 않고 수술을 안 하고 이후, 검사도 안 한 상태에서 환우 본인은 완치된 줄 알고 현재에 이르고 있다는 사연이었다. 현재 거의 완치된 듯이 보이는데, 앞으로도 수술을 안 하고 이대로 있어도 될까?

김의신 박사의 진단

:..🗐 장암은 일반적으로 항문에 가까울수록 악성으로 간주된다.

장암은 주로 간으로 전이되는데, 항문에 가까운 직장암이나 항문암은 바로 뇌와 폐로 전이된다. 원래 가는 길이나 일반적 경로를 뛰어넘는 악성 암이다. 이미 나쁜 세포가 몸 안에서 빙빙 도는 상태이다.

보통 미국의 경우 항암 치료를 받은 후 수술하는 게 원칙인데 한국에서는 환자들이 수술을 우선으로 생각하고 수술을 해달라고 매달리기 때문인지 수술을 우선으로 생각한다. 사진에 암 덩어리가 있다 그러면, 잠을 못 자고 항암 치료를 하는 사이에 암이 퍼지면 어떡하냐고 걱정을 한다.

물론, 그럴 수도 있지만 그건 드문 예이다. 조ㅇ제 씨의 경우는 뇌에 퍼진 것으로 봐서 그 암은 수술하기 전에 항암 치료를 했어야 했다. 그렇지 않으면 반드시 여기저기 퍼질 것이다. 또, 뇌를 여는 수술을 한다고 두려워할 게 아니다. 뇌 수술은 부위에 따라서 다르기는 하지만 맹장 수술이나 뇌수술이나 다를 게 없다. 의학 기술의 발전으로 치료 이후 상황도 예측이 가능하다. 미리 다 어떤 부위를 잘라 내고, 어떤 후유증이 있는지 측정할 수 있다. 또한 뇌 변두리에 생긴 암은 열 번 이상 수술하는 사람들도 많다.

뇌에 생긴 암은 항암제로 잘 치료되지 않아 주로 수술로 암세포를 제거하기 마련이다.

간암 사례자, 전○수 씨

자각 증상으로 만성 피로를 느꼈던 전○수 씨(50세)는 지하철을 오래 타지 못할 정도로 피로감을 느끼고 더불어 속도 거북하더니 별안간 황달이 찾아오고, 복수가 찼다. 간염 보균자였고, 과거 10년간 간염과 간경화로 고생하고 그 이후 간암이 찾아온 셈이었다. 화학 물질로 암세포에 영양을 공급하는 혈관을 차단하는 시술 방법인 색전술을 받았다. 지금은 간경화는 남아 있지만 간암은 사라졌다고 진단 받고 있다. 수술을 안 받았어도 괜찮을까?

김의신 박사의 진단

:..▤ 간은 인체 에너지의 원료를 생산하고 저장하는 곳이다. 간이 좋지 않으면 피로함을 느끼는 게 당연하다. 간 회복을 위해선 잘 먹고 잘 쉬어야 하며, 힘들게 일하면 더 나빠진다. 간암은 대부분 간염 바이러스에서 생긴다.

간염은 억제하고 고치는 약들이 많이 나와 있다. 간염이 생기면 반드시 치료 해야 하고, 간염 보균자는 6개월마다, 혹은 더 자주 검사 받을 것을 권장한다.

간암은 일찍만 발견하면 잘라내도 젊어서는 80%를 잘라내도 재생이 가능하다. 그러나 간의 재생 능력은 나이가 들수록 떨어진다.

위암 1기 사례자, 윤ㅇ민 씨

2013년 4월에 위암 1기 진단을 받은 윤ㅇ민씨(40세)는 수술을 거부했다. 위암 1기 진단을 받고 수술 전에 의사와 딱 2분을 상담하면서 충분한 설명을 못 듣고 무조건적으로 수술을 권유받자 믿음이 가지 않아서 수술을 거부했다. 이대로 수술을 안 하고 있어도 되는지, 수술을 하면 암세포가 더 퍼진다고들 하는 사람들도 있는데 이 말이 맞는 것인지 궁금해 했다.

김의신 박사의 진단

⋮∷📋 물론 환자의 입장에서는 당연한 질문에 설명이 충분치 않으면 두려움을 느끼고 거부하기 마련이다. 그러나 한국 환자들이 의사의 말을 잘 안 듣고 자기 생각대로 고집을 부리는 경우도 많다.

서양인들의 경우에 위암은 위벽 안쪽에 주로 생긴다. 그러므로 내시경을 하면 반드시 보인다. 반면 한국인은 위벽 바깥쪽에 위암이 자라는 경우가 많은데 이것은 CT 촬영을 해야 발견할 수 있다.

그래서 환자 본인은 위의 연동 운동이 원활하지 못하므로 속이 불편한 증세가 있는데 내시경으로는 발견을 못하고, 위염으로 진단 내려지는 사람이 많다. 스트레스로 생기는 위염은 없는 사람이 없다. 그래서 위암 전조 현상으로 체한 느낌을 호소하는 경우가 많다. 위염이 생기면 산이 나와서 위가 삭고 거기서 헬리코박터균이 생겨나서 암을 일으킨다. 위 염증 속의 헬리코박터 균이 위암의 원인이 되는 것이다.

암은 일반적으로 초기에 발견하면 수술이 더 효과적이다. 초기 암은 반드시 수술을 해야 한다. 위암은 대부분이 나쁜 암이다.

특히 위암은 수술이 치료의 첫 번째 단계다. 위암은 대부분 수술로 고칠 수 있고, 수술 이후에 생활을 잘 대비해서 식습관 개선 등 관리를 잘 하면 몇 십 년씩 사는 경우도 많다. 무턱대고 의사의 권유를 무시할 것이 아니라 적절한 조치를 취해야 한다.

암의 종류에 따라 수술이 필요 없다?

갑상선암 사례자, 김○야 씨

김○야 씨(58세)는 2008년에 갑상선암 진단을 받고 바로 수술을 했다. 그리고 방사성동위원소 치료를 받았는데, 요새는 갑상선암은 수술을 안하고 치료를 한다고 들었다. 암하면 수술을 하라고 대부분의 의사가 권하는데, 암의 종류에 따라 수술이 필요 없는 암도 있을까?

김의신 박사의 진단

갑상선암은 흔히 착한 암이라고 알려져 있다. 갑상선암도 종류가 여럿이지만 대부분 착한 암이다. 어떤 사람들이 기도만 해도 암이 나았다고 믿는 경우가 있는데 그런 경우 대부분 갑상선암처럼 착한 암이다. 갑상선암은 치료 없이 내버려 둬도 10년~20년 정도 저절로 살 수도 있다. 특히 젊은 사람에게 생기는 암일수록 악성이고, 노인에게 생긴 암은 암도 약한 편이다.

미국에선 가령, 70세 노인이 갑상선암 진단을 받으면 치료를 해야 하나, 말아야 하나를 논의한다. 내버려둬도 10년~20년 더 살 수 있다고 설명을 하면 미국 노인들은 대부분 치료를 거부한다.

하지만 한국 사람들은 무조건 치료해야 한다고 주장한다. 바로 이런 점 때문에 암에 대한 의식의 변화가 우선 요구되는 것이다. 암 환자라면 무조건적인 무병장수를 고집할 게 아니라 암의 종류와 상황에 따라 전문가와 상의를 해야 한다. 예전에 어려웠던 시절, 혹을 달고 다니는 사람들도 있었다. 보기만 흉하지 혹 때문에 죽지는 않는다. 암 환자 역시 이와 비슷한 상황일 수도 있다. 매정하지만 영국이나 캐나다는 노인이 병에 걸리면 국가에서 별로 도와주지 않는다.

전립선암도 마찬가지로 내버려둬도 10년~20년 사는 데 지장이 없다. 미리 수술을 하고 방사선을 쪼이고 하는 치료 과정에서 더 큰 고통을 받을 수도 있다.

실제로 70세가 넘은 환자 중에 간암으로 간 이식도 잘하고, 치료가 순조로웠는데 치료 과정에 체력이 약해져서 폐렴 같은 호흡기 질환으로 결국 돌아가신 환자가 있었다. 노인의 경우, 오히려 암보다 호흡기 질환이 더 위험할 수도 있다.

항암 치료를 안 받아도 될까?

유방암 사례자, 이ㅇ연 씨

이ㅇ연 씨(가명, 55세)는 2008년에 유방암 수술을 하고 5년이 다 됐을 때 뼈와 폐로 전이가 왔다. 전이로 인해서 체중이 10Kg씩 떨어지고 체력이 너무 떨어진 상태에서 항암 치료를 시작했는데, 처음엔 받을 만했는데, 너무 공포스러웠다. 주사를 맞다가 가위에 눌린 것처럼 몸이 뒤

틀릴 정도였다. 살아야겠다는 일념으로 6번까지는 받았는데, 체중도 빠지고 몸이 회복이 안 되서 한 달간 항암 치료를 쉬게 됐다. 그런데, 두 달 전부터 질경이 팩을 하고 있는데 다행히 몸이 좋아졌다는 진단을 받았다. 숨 차는 것도 덜하고 폐에 물차는 것도 멈췄다. 이ㅇ연 씨는 질경이 팩을 쓴 민간 요법이 도움이 된 것인지 궁금해 했다.

유방암 3기 사례자, 김ㅇ서 씨

김ㅇ서 씨(50세)는 2008년에 겨드랑이에 멍울이 잡혀서 병원에 갔다가 유방암 3기 진단을 받았다. 2011년 12월에 수술을 받았으나 항암 치료는 거부하고, 방사선 치료만 36회 받았다. 현재는 면역 치료로 대체를 하고 있다. 생강과 감초에 여름엔 당귀를 첨가해서, 겨울엔 계피를 첨가한 생감차를 꾸준히 복용하고 있다. 주변에서 항암 치료 후에 상태가 더 나빠진 사례를 보고 항암 치료를 거부했는데 오히려 더 편해지고, 현재까지 별 이상이 없는 상태라고 한다.

김의신 박사의 진단

두 사례자의 사연을 들은 김의신 박사는 우선 항암 치료를 하는 게 원칙이라고 답했다. 김ㅇ서 환우의 경우, 원칙을 무시하고 방사선만

한 상태인데, 현재 괜찮아도 2~3년 있다가, 혹은 5년 있다가 재발하는 경우를 많이 봤다는 설명이었다.

병원에서 항암 치료를 하자고 했다면 암의 종류가 나쁜 암일텐데, 아무리 작은 암이라도 성질이 나쁜 암이라면 반드시 항암 치료를 통해서 돌아다니는 암세포를 약화시키는 게 중요하다.

치료를 할 때 암세포를 다루는 방법도 중요하다. 수술을 할 때도 집을 다 때려 부수면 안 되는 경우도 있다. 집(장기)을 통째로 들어내기보다 암 덩어리만 들어내고 장기의 일부는 남겨 둔다. 악성 암의 치료에서 암이 재발하더라도 전이되지 않고 같은 부위에 재발하게끔 유도하는 것이다. 이렇게 치료할 경우 전이 없이 생명 연장이 가능하다.

꼭 기억할 점이 암은 몇십 년 후에도 다시 재발할 수 있기 때문에 지속적이고 끊임없는 관리가 가장 중요하다.

민간요법을 받아도 괜찮을까?

간암 사례자, 전ㅇ수 씨

현재 간암이 치유됐다고 하는 전ㅇ수 씨는 색전술 외에 아내가 해준 엉겅퀴 민들레 녹즙을 꾸준히 마셔왔다. 이처럼 암 치료를 받으면서 추가로 민간 요법을 병행하는 사람들이 많은데, 민간 요법을 해도 되는지 물었다.

림프암 사례자

방청석의 홍○의 씨 아내는 2013년 7월 림프암 진단을 받고 항암 치료 중인데 개똥쑥과 민들레 농축액 엑기스를 아내가 몰래 먹어 왔던 걸 알았다. 병원에선 개똥쑥과 민들레 같은 민간 요법을 먹지 말라고 했던 터라 남편의 걱정이 큰데, 항암 치료 중에 민간 요법을 해도 되는지 궁금해 했다.

김의신 박사의 진단

:..📋 다른 음식들은 보조적인 역할을 할뿐 근본 치료는 아니라는 점을 전제로 한다. 민간요법에서 쓰이는 민들레, 개똥쑥등 약초들에 항암 물질이 아주 극소량 있는 것은 사실이다. 그러나 모르는 식품 먹을 때, 간에서 대사 작용을 하다 간에 손상을 입힐 수가 있기 때문에 병원에서 먹지 말라고 하는 것이다. 항암 치료만으로도 간의 대사 작용을 상당히 힘들게 하는데, 간에 무리가 갈지도 모르는 걸 먹으라고 하지 않는 것이다.

그러나 1차 치료 이후, 한방 의사가 추천하는 한약재라면 좀 다른 시각으로 봐도 될 것 같다.

암 극복을 위해선 1차 치료 이후 면역력 증진이 중요한데 한방의사가 추천하는 한약재를 환자가 필요하다고 한다면 MD

앤더슨 암센터에선 대체요법을 병행해도 된다고 하고 있다.

양방의 암 치료는 암세포를 절제하거나 약하게 만드는 국소 치료이다. 그러나 암은 전신에 오는 전신병으로 국소치료로는 완치가 불가능하다. 하지만 한방 치료는 전신의 면역 기능을 높여주고 항암이나 방사선 치료로 생기는 부작용을 감소시킬 수 있기 때문에 MD 앤더슨 암센터에서는 이를 절대 별개로 보지 않는다. 현재는 MD 앤더슨 암센터에서도 양·한방의 조화가 중요하다고 여겨 한방에 관심이 높다.

덧붙여 본인의 마음 자세가 행복 물질 생성에 큰 도움을 준다는 통계도 분명 있다. 김의신 박사는 암을 이길 수 있다는 마음 자세를 갖는 데 도움이 된다면, 해볼 수 있는 건 하라고 조언한다. 심리적인 면만 아니라, 피를 뽑아 면역 세포를 측정해보면 건강상 도움이 되는 걸 확인할 수 있다. 민간 요법을 하는 게 마음가짐에 영향을 미친다면 실제 면역력을 높이는 데 무시할 수 없는 효과가 있다. ·

다만 음식은 어느 하나를 많이 먹는다고 해서 그게 적극적인 활동을 하는 건 절대 아니다. 약용을 가진 어떤 한 성분만 집중 섭취하는 것보다 오히려 균형잡힌 식단이 훨씬 효과가 좋다. 우리가 오랜 시간 동안 식용으로 써온 것은 안전성이 증명되어 있는 것인데 약용까지 띤다면 훨씬 좋겠다. 그러나 생소한 민간 요법의 약재들은 전문가에게 반드시 상의를 해야 안전하다.

마지막으로 김의신 박사는 본인이 만약 암에 걸린다면 어떻게 하겠냐는 질문에 우선, 전문가의 처방을 따를 것이라고 대답했다.

　수술을 하든가, 항암 치료를 하든가 처방에 따르고, 전문가가 추천하는 식단으로 교체해서 입이 좋아하는 식단에서 치료를 받기 위한 식단으로 바꿀 것이라고 한다. 즉 그리고 편안한 마음으로 치료에 임하고, 운동도 하라는 대로 하겠다고 한다. 즉, 보통 병에 걸려서 치료하듯이 그대로 의사의 말에 따르겠다는 것이다. 그것이 성공적으로 치료를 하는 방법이라고 김의신 박사는 말한다.

민간 요법을 병행할 때 주의할 점

*반드시 소량을, 항암 약재는 농축액보다는 차로 즐긴다.

① **질경이**는 유방암 항암 치료 중, 질경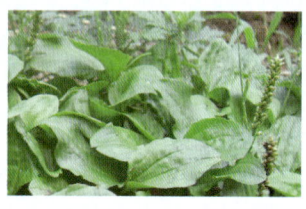
이 팩으로 효과를 보고 있다는 이ㅇ연 씨
의 사례에 소개되었다. 질경이는 차전초(車
前草)라고 불리며 주로 폐와 대장에 효능을
발휘한다. 질경이 씨앗은 식이섬유가 풍부해 대장암 치료에 효과적이다.
이ㅇ연 씨의 경우엔 질경이가 독소 배출에 도움을 주지 않았을까 예측해
볼 수 있다고 한다.

② **민들레**는 포공영(浦公英)이라고 부르는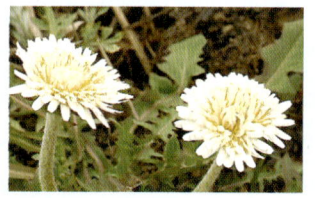
약재로 성질이 차고 맛은 쓰며 열을 내리고
해독하는 작용이 탁월하다고 알려져 있다.
간과 위의 기능을 도와주기 때문에 위염,
간염, 지방간 등에 좋은 약재로 알려져 있다.
엉겅퀴는 〈동의보감〉에서 어혈을 풀리게 하고, 피를 멎게 하며 옴과 버짐
을 낫게 한다고 전해지는 약재다. 혈류의 흐름에도 좋은 효과가 있지만 특
히 간의 해독 작용을 높이는 데 효과가 좋다.

③ **개똥쑥**이나 **민들레**나 효과가 있는 약초인 것 맞지만 발효액으로 먹는
다는 건 위험하다. 이런 약초는 소량으로만 섭취해야 한다. 발효를 시키기

위해서 넣는 설탕도 위험하다. 특히 항암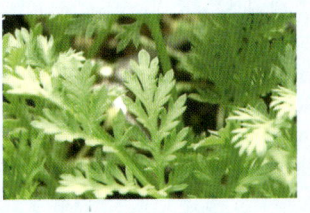
치료를 할 때는 치명적이다. 농축된 발효액
보다는 차로 가볍게 우려 마실 것을 권장한
다. 차라리 완전히 발효가 된 현미식초나
감식초를 소량씩 희석시켜서 먹는 것은 도움이 된다.

암을 이기는 사람의
건강 비결

　암에 대한 폭발적인 관심과 정보의 홍수로 위험한 진실들이 지푸라기라도 잡는 심정의 환자와 가족들을 유혹하고 있다. 어느 책에선 소금이 암세포를 키운다고 하고, 어느 책에선 소금이 수분을 빼내 암세포를 죽인다고 하고, 알면 알수록 혼란에 빠진다고 호소하는 환자도 있다. 지푸라기라도 잡는다고 하기엔 부작용도 만만치 않은 무분별한 정보들이 넘쳐나고 있다.

　세계적인 암 명의, 김의신 박사와 함께 암에 관한 정보를 하나 하나 따져 보고 두들겨 보기로 한다.

암 환자 10계명은 잘못 되었다

한때, 인터넷에 세계적인 병원인 존스 홉킨스 의대에서 발표했다고 알려진 암 환자 10계명이 폭발적으로 알려진 적이 있었다.

잘못 알려진 암 환자 10계명

1. 설탕을 끊어라.

2. 우유는 위장관 내에서 점액 생산을 유발한다.

3. 암세포는 산성 체질에서 활발하게 자라는데 육류가 몸을 산성 체질로 만든다.

4. 신선한 채소 · 주스 · 정백하지 않은 곡물 · 씨앗 · 견과류 · 약간의 과일로 된 식사는 우리의 몸을 알칼리성으로 만든다.

5. 커피 · 홍차 · 초콜릿 등은 카페인이 많이 들어 있으므로 피해야 한다.

6. 육류 단백질은 소화시키기 힘들고 많은 양의 소화효소를 필요로 한다.

7. 암세포는 단단한 단백질로 덮여 있다. 육류 섭취를 제한, 절제함으로써 더 많은 효소가 암세포의 단백질 벽을 공격하게 하며, 우리 몸 세포가 암세포를 파괴하도록 한다.

8. 일부 보조 영양제는 우리 몸의 고유한 살해 세포가 암세포를 파괴할 수 있도록 면역 체계를 조성해준다.

9. 암은 정신과 육체, 영혼과 상관있는 병이다. 적극적이고 긍정적인 생각은 암으로 투병하는 사람들을 살게 할 수 있다.

10. 암세포는 산소가 충만한 환경에서는 자라지 못한다. 매일 운동하고 심호흡

　　하라. 산소 요법은 암세포를 파괴하는 또 다른 방법이다.

　얼핏 보면 맞는 얘기도 있고, 고개를 갸웃거리게 만드는 내용도 있

다. 우리나라 의학계에서도 큰 논란이 일 정도로 폭발적으로 알려지는

바람에, 국립암센터에서 존스 홉킨스에 직접 확인한 결과, 가짜로 판명

이 됐다. 그런데도 아직도 이 내용이 존스 홉킨스의 검증을 받은 것처

럼 퍼지고 있다는 데 문제가 있다.

　존스 홉킨스 의대에서 박사 학위를 받기도 했다는 김의신 박사는

열 가지 내용 모두 틀린 게 아니지만, 아주 잘못된 내용도 있다고 지적

한다.

　특히, 우유와 고기 섭취에 관련된 내용들은 확실히 잘못된 내

용이다.

고기가 암을 일으킬까?

　잘못 알려진 암 환자 10계명에서 무려 세 가지 항목이 고기에 관련된

내용이다. 분명히 고기는 가장 많은 논란이 되는 내용이 맞다. 게다가 일

반적으로 암 환자들은 고기를 많이 먹는 식습관을 가진 사람이 많다고

알려져 있다. 특히, 고기는 대장암의 주요 발병 원인으로 알려져 있을 정도다. 정말 고기가 문제일까?

한국 사람이 아무리 고기를 많이 먹어도 매일 스테이크를 먹는 서양인보다는 덜 먹을텐데 그렇다고 해서 서양 사람의 암 발병률이 우리나라 사람들의 몇 배가 되는 것도 아니다.

이런 질문에 김의신 박사는 고기 자체가 문제가 되는 것이 아니라 '기름진 고기'를 먹는 것이 문제라고 말한다. 얼마 전 〈뉴욕 타임즈〉에 한국 사람들은 지식수준도 높은데 왜 삼겹살을 먹느냐에 대한 심층 기사가 나온 적도 있다.

유독 한국에서는 기름이 많이 낀 소고기일수록 마블링이 좋다고 비싸게 팔리고, 삼겹살의 인기가 높은 나라다. 바로 이 점이 암 유발에 큰 영향을 끼친다.

동물성 기름은 암뿐만 아니라 다른 병까지도 영향을 미친다. 한국의

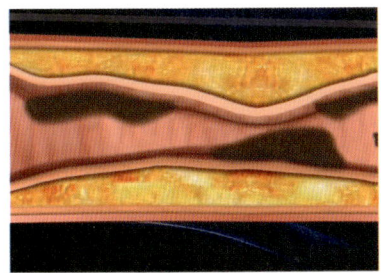
▶포화 지방의 위험성

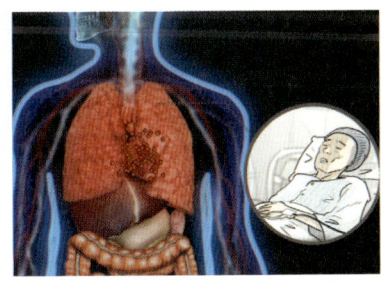
▶동물성 기름의 영향

가장 심각한 중대질병은 혈관병. 뇌졸중, 심근경색 등이다. 이것은 모세혈관이 막혀서 중요한 기관에 피가 안 돌아서 생기는 병이다. 치매도 뇌의 세포끼리 연락이 잘 안되기 때문에 걸린다.

쉽게 말해, 뇌에 기름이 차는 것이다. 뇌에 기름이 차게 되면 세포 간 정보전달 과정에서 오류가 나면 우리 몸에는 병이 온다는 것이다. 면역세포가 기능을 못하게 된다는 뜻이다.

젊어서 쌩쌩 달리던 피가 나이가 들면서 탄력성이 떨어지니까 피가 천천히 달리고, 기름기를 먹으면 콜레스테롤 성분이 천천히 달리는 핏속에서 걸리게 된다. 그런데도 젊었을 때와 똑같이 동물성 지방을 섭취하는 경우가 대부분이다.

서양 사람들은 고기를 먹으면 피부에 기름막이 금방 생겨서 몸이 뚱뚱해지는데, 동양 사람들은 그 기름이 내장에 낀다는 사실을 알아야 한다.

결론은 암은 몸에 기름이 차 생기는 병으로 동물성 기름은 최악의 음식이다. 암 환자는 동물성 기름을 최대한 피해서 고기를 섭취할 수 있는 방법을 찾아야 한다.

암 환자는 채식을 해야 할까?

그렇다면 암에 걸렸다고 해서 무조건 채식만 해야 할까?

물론, 뚱뚱해서 콜레스테롤이 너무 많은 사람은 어느 일정한 기간 동안 채식만 하면 콜레스테롤이 떨어지고, 건강에 도움이 될 수 있다. 그러나 암 환자는 몸의 균형을 생각해야 한다. 우리 몸은 모든 물질의 균형이 중요하다. 그 균형을 유지해야 면역력이 증강되는 것이지 어떤 한 가지만 집중적으로 섭취한다고 해서 면역력이 늘어나거나, 질병이 치유되는 것이 아니다. 암은 단백질을 파괴한다. 채식만 하다가는 단백질 부족으로 빈혈로 죽는다.

특히 항암 치료를 하는 환자들은 우리 몸속의 프로테인이라는 단백질이 가장 많이 파괴되는데, 프로테인이 없으면 기운을 낼 수 없다. 이 프로테인을 가장 많이 함유한 식품이 고기다. 동물성 지방의 섭취를 최소화하면서 고기를 섭취할 방법을 찾아야 한다는 뜻이다.

고기를 먹지 못하는 환자에게는 대용할 단백질 음료를 제공할 정도로 단백질의 섭취가 중요하다.

우유를 먹으면 암에 걸릴까?

앞에 나온 잘못 알려진 암 환자 10계명에서 '우유는 위장관 내에서 점액 생산을 유발하기 때문에 절대 우유를 마시면 안 된다'고 하는 항목이 특히 문제가 된다.

스트레스가 위산을 만든다. 그러나 우유를 마시면 위산이 중화되어 특히 위암 환자의 경우 우유를 마셔야 한다.

갱년기 치료제가 유방암 원인?

사실이다. 너무 남자다워서 걸리는 병이 전립선암이고, 너무 여자다워서 걸리는 병이 유방암, 자궁암이다. 이 두 암은 성 호르몬과 분명히 관계가 있는 암이다.

현대 여성들은 결혼도 늦게 하고 아이도 안 낳고, 모유수유를 옛날만큼 못하기 때문에 여성 호르몬이 몸에 남아 있는 기간이 길고 축적이 되어 있다.

폐경기가 되어도 에스트로겐이 남아도니까 암이 생긴다. 여성은 보통 40~50대가 되면 폐경이 오게 된다. 폐경이 오는 과정에서 월경의 불규칙이 찾아온다. 이때 치료목적으로 호르몬약을 먹거나 피임약을 먹게 되면 몸의 생리를 역행 하는 결과를 초래한다. 따라서 몸의 밸런스가 깨지게 되고 유방암에 걸리게 되는 것이다.

그래서 최근엔 유방암을 유발할 수 있는 여성 호르몬 제제의 처방보다 다른 조절제 등이 사용되며, 호르몬제 대신 다른 방법으로 폐경기를 극복할 수 있는 다양한 방법들이 제시되고 있다.

암 환자는 무엇을 먹어야 좋을까?

건강한 사람은 건강식을 하고, 암 환자는 균형 잡힌 영양식을 해야 한다는 큰 차이가 있다.

건강식이란 단순히, 채소, 과일, 생선을 균형 있게 먹고, 무엇보다 식이섬유를 잘 섭취하는 것이다. 쉽게 말해 나쁜 음식을 안 먹는 것을 건강식이라고 생각해도 된다.

건강을 해치는 음식은 입이 즐거운 음식이다. 대부분 동물성 지방으로 요리를 해서 고소하다. 입에는 맛있지만 몸에는 나쁠 수밖에 없다.

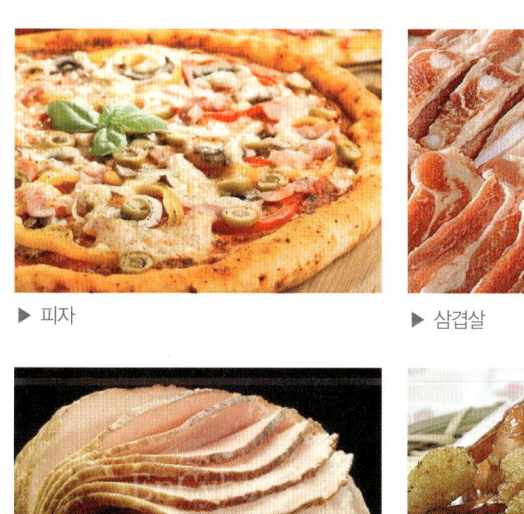

▶ 피자　　　　　　　　　　▶ 삼겹살

▶ 햄　　　　　　　　　　　▶ 튀김

특히 삼겹살은 담배보다도 나쁘다. 동물성 포화지방은 혈관에 염증을 일으키기 쉽다. 아주 위험하다는 사실을 꼭 기억해야 한다.

어떤 사람들은 삼겹살을 많이 먹어도 건강하다고 항변을 할 수도 있다. 분명히 사람의 체질은 워낙 다양하기 때문에, 고기를 많이 먹는다고 모두 다 암에 걸리는 것은 아니다. 그러나 누구나 40대가 넘어가면 몸에서 나오는 효소나 호르몬들이 점점 줄어든다.

젊어서는 많이 먹어도 소화를 돕는 효소가 많이 분비되니까 괜찮다가 나이가 들수록 해독 능력이 떨어져서 발병을 할 수 있다. 그러므로 건강한 사람도 반드시 건강식을 선별해서 먹어야 한다. 암에 걸린 사람들 대부분은 맛있는 것을 너무 많이 먹어서 병에 걸린다.

반면에, 암 환자들이 먹어야 하는 균형 잡힌 영양식이란 고단백질로 몸에 기운이 돌게 만드는 식단을 말한다.

건강한 상태에서는 고기를 많이 섭취하면 혈액에 기름이 차서 안 좋지만 암 환자는 치료 과정에서 단백질이 많이 파괴되므로 단백질 보충이 필요하다. 단백질을 섭취하지 못하면 기운이 없어서 암치료를 지속할 수가 없다.

동물성 단백질 대신 고단백 식물성 단백질도 유사한 효과가 있다. 식물성 단백질을 대신 섭취해도 마찬가지 효과가 있다.

그렇다면 좋은 동물성 단백질 섭취엔 어떤 고기가 좋을까?

기본적으로 모든 동물이 동물성 지방과 식물성 지방이 함께 있는데 대부분 동물성 지방 쪽 비율이 더 높은 편이어서 문제가 된다. 그런데 예외적으로, 식물성 지방 비율이 더 높은 동물이 있다. 주로 가금류가 그렇다. 그 중에서도 특히 오리는 식물성 지방 비율이 더 높다고 알려져 있다.

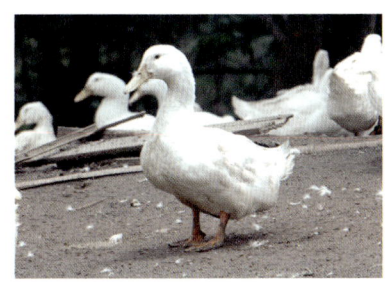 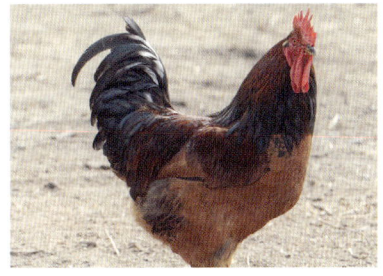

▶오리 ▶닭

또, 돼지고기, 소고기 같은 붉은 고기가 안 좋다는 얘기도 하는데, 이 것은 예전에 고기를 날것으로 먹고 채소와 곁들이지 않고 먹은 케이스에 대한 연구 결과이다. 옛날 이론인 셈이다. 고기 종류에 상관없이 기름기 없는 고기를 먹는 게 중요하다.

다음은 암 환자에게 특별히 좋다고 알려진, 암 극복을 위해 꼭 먹어야 할 5대 음식이다.

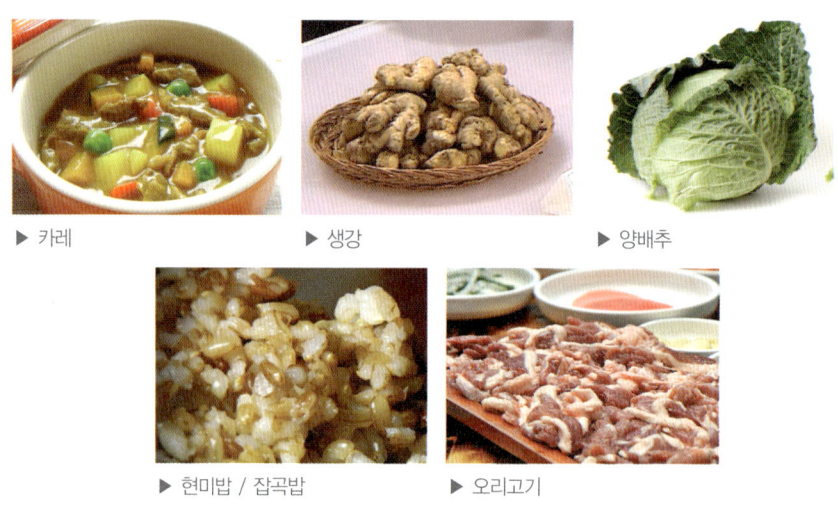

▶ 카레   ▶ 생강   ▶ 양배추

▶ 현미밥 / 잡곡밥   ▶ 오리고기

김의신 박사의 암 환자 8계명

우리 몸은 40세 이후부터 다시 아이로 돌아간다고 보면 된다. 점점 퇴화 하여 결국 병이 오고 죽음을 맞이하게 되는 것이다.

또한, 우리 몸이 가진 면역력의 힘은 상상을 초월한다. 피부는 30일, 뼈는 3개월에 한번씩 재생을 한다. 그러나 면역력은 우리 몸이 균형을 이룰 때 극대화된다.

몸의 깨진 균형을 되찾아 자연 치유력을 높이면 암 극복도 불가능이 아니라는 말이다.

암에 관한 세계적인 명의 김의신 박사의 특강은 몸의 균형을 되찾아 암을 극복하자는 것으로 총정리할 수 있겠다. 이를 위해 김의신 박사는 다음 8가지 항목을 제시했다.

1. 40대가 넘으면 적게 먹어라.

2. 끊임없이 일하는 것도 예방, 치료에 도움(삶의 목적을 정하라)이 된다.

3. 죽음을 두려워하지 말아라.

4. 가족력이 있는 사람은 해당하는 암을 공부하라.

5. 적당한 운동을 하라.

6. 음악을 듣고, 취미 또는 종교를 갖는 것도 좋다.

7. 물을 많이 먹어라.

8. 좋은 친구를 만들어라.

세계적인 명의 김의신 박사는 양학과 한의학을 나누지 않고, 통합적으로 다루는 최근의 암 치료 방법의 변화를 알려주었다. 암을 이기는 힘은 생로병사의 자연적인 흐름에 어긋나지 않는 자세와 사람의 놀라운 면역력과 살겠다는 의지에 달려 있음을 다시 한 번 강조해 주었다.

세계 명의의 지혜를 되새긴다면 암에 대한 두려움과 공포에서 벗어나 암을 예방하고, 극복할 수 있을 것이다.

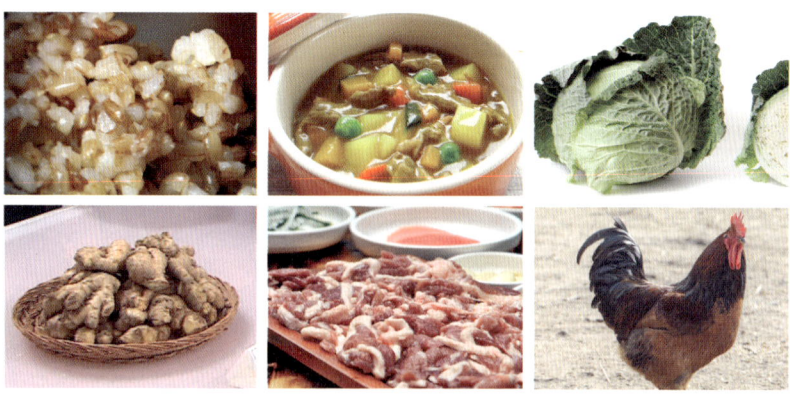

암 환자에게 좋은 5대 음식

① **잡곡밥 or 현미밥**

흰쌀밥과 흰 빵은 설탕과 같다. 설탕을 분해하는 인슐린이 40대 부터는 적게 나와 계속 흰쌀밥을 먹게 되면 반드시 당뇨에 걸리게 된다.

② **카레(커리)**

인도 사람들이 암 발병률이 낮은 이유는 카레 속에 들어 있는 커큐민 성분 때문이다. 커큐민은 뛰어난 항암 효과와 염증, 암세포의 발생을 막는다.

③ **양배추**

지속적인 항암 치료를 하다보면 혈관병이 생기기 마련이다. 혈액응고 반응을 돕는 비타민K를 다량함유하고 있고, 체내 염증치료에 효과가 있는 양배추를 많이 먹어야 한다.

④ **생강**

구토에 효과 적인 생강은 암의 활성산소를 제거하는 항산화 효과, 항염증 효과가 있다.

⑤ **오리고기나 닭고기**

어떤 암 환자든 기운이 있어야 암과 싸울 수 있다. 오리고기에는 불포화지방이 많기 때문에 무리 없이 기력을 보충할 수 있다.

02

국립암센터,
5대 암 치료의
해법

암, 아는 만큼
해법이 보인다

암의 진실, 국립암센터 5대 암 전문의가 밝힌다

해마다 통계가 나올 때마다 암 발병률이 점점 증가하는 걸 볼 수가 있다. 암에 대한 공포는 이제 더 이상 남의 얘기가 아니다. 하지만 늘어나는 발병률 만큼이나 의료 과학 기술도 발전하고, 경각심이 높아지고 있으며 투병 의지와 노력도 높아지고 있다. 이제 더 이상 암은 죽음의 병이 아니라고 강조하는 명의와 여러 대체요법을 이용해 암을 이겨낸 사람들이 있다.

암에 대한 진실과 혹은 거짓, 속설을 속 시원하게 따져 보기 위해 명의와 암을 이겨낸 사람들을 모두 한자리에 모았다.

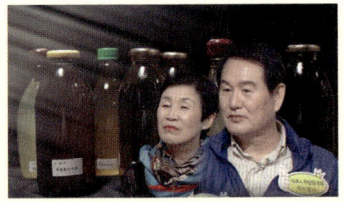

▶유방암 3기 아내를 식초로 살린 곽수영, 배영옥 씨 부부

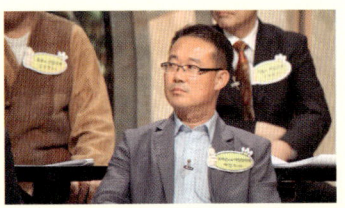

▶대장암(다발성 암), 부처손으로 극복한 차민수 씨

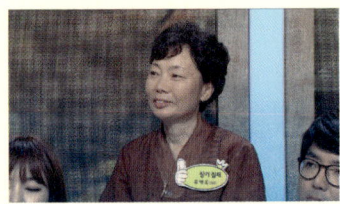

▶위암 (다발성 암)으로 장기 4개 절제한 유애옥 씨

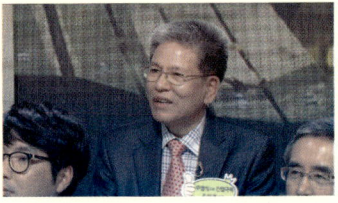

▶간암, 폐암4기, 무염식으로 극복한 유익현 씨

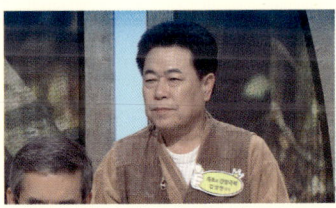

▶간암 말기, 흑초로 극복한 김성현 씨

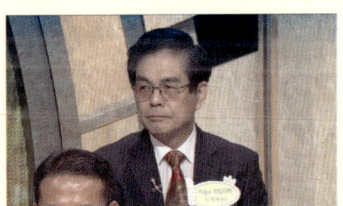

▶위암 4기, 마늘로 극복한 이태원 씨

〈엄지의 제왕〉 제작팀은 국립암센터 5대 암센터장들—위암센터장 김영우 박사, 간암센터장 박중원 박사, 대장암센터장 오재환 박사, 유방암센터장 이은숙 박사, 폐암 전문의 이종목 박사—을 초빙했다. 환자와 전문의가 함께 말도 많고 정보도 많아, 더 혼란스럽기도 한 암 치료와 예방에 정도를 가려보기로 한 것이다. 지금부터 예방할 수 있고, 치료할 수 있고, 또 이겨 낼 수 있는 병, 암에 대한 모든 궁금증을 완전히 해소해 보자.

암(癌)이란 무엇일까?

옛날에는 암이라고 하면 바로 죽음이 연상됐다. 그러나 최근엔 암으로 진단 받고도 완치하는 사람들이 점점 늘어나고 있다.

'암(癌)'이란 정확히 무엇일까? 의사와 과학자가 보는 암이란 무엇일까?

화학이 전공인 태초 먹거리 학교의 이계호 교수는 '암(癌)'이란 한자를 보면 산(山) 위에 입(口) 가 세 개로 되어 있는데 이는 집 안, 특히 음식과 밀접한 관련이 있는 질병이라고 보이며, 자연적으로 조절할 수 없는 악성 종양이라고 말한다.

반면 의학자인 국립암센터 위암센터장인 김영우 박사는 산에 있는 바위처럼 단단한 혹이며 여러 가지 말을 하는 입(口)이 세 개나 되는 것처럼 예측 불가의 종양이 바로 '암(癌)' 이라고 말한다.

우리 몸의 손톱과 머리카락을 제외한 모든 곳에서 생길 수 있는 악성 종양으로, 우리 몸을 갉아 먹고 건강을 상하게 할 뿐더러 생명까지 위협하는 혹이 바로 암의 정체다.

한 통계에 따르면, 우리나라 국민들이 평균 수명인 81세까지 생존할 경우, 남자는 5명 중 2명, 여자는 3명 중 1명이 암에 걸린다고 한다. 더 이상 희귀병이 아니라 흔한 질병이 되고 만 것이다. 그러나 지피지기면 백전백승이고, 제대로만 알고 싸우면 이기지 못할 병이 아니다.

알아야 피할 수 있는 병, 암! 대한민국 5대 암을 하나하나 꼼꼼하게 파헤쳐 보자.

우리나라 암 발병률 1위,
위암의 실체

위암의 증상과 진단

위암을 이겨낸 이태원 씨와 남편의 위암을 함께 이겨낸 서정옥 씨에게 위암 발병 당시 증상을 물었다.

환자 본인인 이태원 씨는 속이 답답하고 속에 연기가 꽉 찬 느낌이 들었다고 했다. 어떤 때는 하루 종일 토하기도 했다. 병원에 갔을 때 이미 위암 3~4기 판정이 내려졌다. 방청객 가운데 또 다른 위암 사례자는 남편이 술을 좋아하는 편이었는데 술을 마시고 오면 속이 답답하다고 호소하는 편이었다고 답했다. 소화 불량도 잦았던 것으로 기억하고 있었다.

위암 3기, 4기였던 이태원 씨의 경우 속이 답답하고 쓰리다는 증상을 얘기한다. 혹시 이 증상을 유념했으면 조기에 위암을 발견할 수 있었을까? 위암에 걸렸다는 것을 의심할 만한 증상은 무엇일까?

이에 대해 김영우 위암센터장은 위암은 증상이 없는 경우가 80% 이상이라고 답했다.

"보통 속이 쓰린 건 역류 증상이다. 암의 증상이 아니다. 이태원 씨가 구토를 한 이유도 암세포가 많이 진행이 된 상태에서 음식물 내려가는 길을 막아 구토를 했을 것이다.

조기 위암은 증상이 없는 경우가 80% 이상이다. 위암은 비교적 서서히 자란다. 조기 위암으로 가는 데 걸리는 시간이 4년~18년 정도 되고, 조기 위암에서 진행성 위암으로 변하는 데도 4년이 걸린다. 암이 서서히 자라게 되면 마치 우리 몸의 정상적인 일부인 것처럼 몸의 감각이 둔해져서 증상을 못 느낀다."

위암의 조기 발견 증상이 없다는 김영우 위암센터장의 설명은 다음의 사진을 보면 훨씬 쉽게 와 닿는다.

전절제술을 한 위로 추정되는데 한 가운데 암세포가 생겨 있다. 표

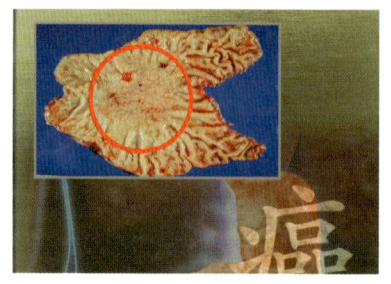
▶ 말기 위암 환자의 위

시한 한 가운데가 암세포가 생겨 있다. 그러나 육안으로 혹 덩어리 같은 것은 보이지 않는 상태다. 궤양도 안 보인다. 궤양이 있었다면 속이 쓰렸을 텐데 그런 증상도 없었으니 틀림없이 3기 이상은 되어서 발견했을 것이다.

위는 장기 중에 가장 크고 넓은 장기라 혹도 웬만큼 크지 않은 이상 증상을 잘 일으키지 않는다. 다시 한 번 정리하면, 위암은 조기는 물론, 진행이 많이 된 상태가 아니라면 자각 증상을 느끼기 어렵다.

위암은 왜 발병하나?

이태원 씨에게 평소 식습관이 어떠했는지 물었다. 그는 폭식, 과식, 야식으로 표현했다. 밤에 라면도 많이 먹었다고 한다.

서양에서는 위암이 줄어드는 추세다. 그러나 우리나라는 매년 3만 명 정도가 위암 진단을 받는다. 위암은 환경적 요인이 많다. 이민 1세대의 위암 발병률은 한국과 비슷하지만 2, 3세대로 내려 갈수록 발병률이 떨어져 미국인과 비슷하다는 통계를 봐도 알 수 있다.

즉, 우리나라 사람들의 음식 문화에서 위암 발생 원인을 찾게 된다. 위암 전문의들은 짜게 먹는 식습관과 헬리코박터균을 주요 원인으로 꼽는다.

위암의 약 95% 정도가 소화액을 분비하는 샘에서 발생한다. 짠음식의 경우엔 소금이 위 점막을 손상시킨다. 나트륨이 위 속에서 발암 작용을 돕는 보조적 역할을 하는 것이다.

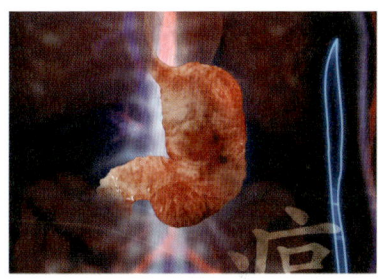

▶ 손상된 위

흔히 맵게 먹는 식습관을 원인으로 꼽는데 매운 맛 자체는 큰 문제가 아니다. 오히려 매운 맛을 내는 캡사이신은 암을 예방한다고 알려져 있는 물질이다. 다만 매운 음식이 대부분 짜기 때문에 문제가 된다. 한국인의 밥상에서 빼놓을 수 없는 국물 같은 경우 염분이 무척 많다.

소금 중에서도 나트륨이 문제가 되는데, 외식을 하면 조미료를 많이 쓴다. 이 조미료엔 글루타민산나트륨이 들어 있기 마련이다. 즉, 외식을 많이 하는 습관도 위암의 원인이 될 수 있다.

요리 하는 집이 드물다고 할 정도로 외식을 많이 하는 미국보다 우리나라가 위암 발생률이 더 높은 건 우리나라 사람의 유전적인 성향이 위암이 쉽게 발병하기 쉬운 건 아닌가 하는 질문을 하는 사람도 있다. 유전성 위암에 대한 연구는 많지 않지만, 가족 중에 위암 환자가 있는 경우, 위암에 걸릴 확률이 3배 정도 높아지는 것은 사실이다. 생활 가족력이 그만큼 크게 작용할 수 있다는 이야기다.

위암으로부터 나를 지키려면?

위암은 조기 발견이 가장 효과적인 예방 방법이다. 예방을 위한 여러 의견들은 검증된 연구 성과가 적다. 그래서 40세 이후, 위암 검진 권고안에 따라 2년마다 정기적으로 내시경 검사를 받는 것이 좋다. 특히 가족력이 있을 경우 30대부터 주기적으로 받을 것을 권장한다.

진단 후
평균 생존 기간 4개월,
간암

간암의 증상과 진단

제작진은 간암을 극복한 유익현 씨와 김성현 씨를 통해 간암을 발견하게 된 상황과 증상부터 들어보기로 했다.

유익현 씨는 젊은 시절부터 운동과 술을 좋아했다고 한다. 간경화까지 있었으니 조심해야 하는데 잦은 음주를 하는 습관을 못 고쳤다. 그래도 간경화 때문에 3~4개월마다 정기검진을 받아오긴 했다. 어느 날, 술을 마시는데 전혀 들어가지 않아서 다시 검사해보니 감암 초기 판정이 내려졌다. 혹이 약 2cm 정도였을 때였다. 또 간암 발병 시에 옆구리 통증이 동반됐다.

유익현 씨는 간경화로 황달까지 온 경우로, 특히 B형 간염 보균자였다. 김성현 씨 역시 옆구리가 아파서 병원에 가보니 간경화 말기였다. 그리고 간암 진단을 받은 사례다.

유익현 씨나 김성현씨 모두 옆구리가 아팠던 점이 공통적으로 나타났다. 이 정도 증상을 느낄 정도면 어떤 상태인 것인지 국립 암센터의 박중원 간암센터장이 궁금증에 답해 주었다.

"간경화는 잘못된 표현이고, 의학적인 표준 용어는 간경변증이라고 합니다. 꾸준히 술을 마시게 되고 간경변증이 지속되면 간암으로 발전합니다. 초기나 말기나 시기가 상관없다고 말씀을 하시는데, 전혀 아닙니다. 보통, 우상복부 통증을 느낄 정도면 간암이 많이 진행된 상태입니다. 2cm 정도로는 우상복부 통증을 느낄 정도는 아닌데 유익현 씨 경우엔 다행히, 간경변증이 있어 부어서 통증이 나타난 덕분에 초기에 발견했을 것입니다."

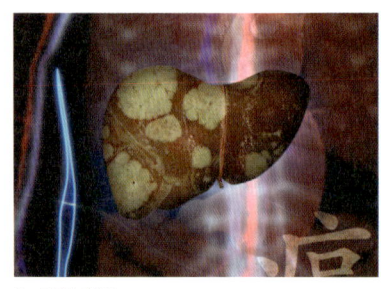
▶ 간암 발병

대부분의 간암 환자는 검진 시 수술이 불가능한 3기 이후에 발견되는 경우가 많다. 그래서 간암의 생존률이 낮은 것이다.

간은 침묵의 장기이다. 대부분 별다른 증상이 없다. 간 기능에 이상이 생기면 만성 피로가 느껴지는 정도이다. 다른 기관의 암이 간에 전이되어 발생하는 전이성 간암도 상당하기 때문에 그만큼 평균 생존 기간이 짧다.

간암은 왜 걸릴까?

유익현 씨처럼 우리나라 간암 환자 중 75%가 B형 간염 보균자다. 어릴 때, 가족 내에서 감염되어도 성인이 되어서 발견하는 경우가 대부분이다. 최근에 B형 간염은 치료제가 많이 나와 있어서, 미리 미리 치료하면 간암 발병 확률을 많이 줄일 수 있다.

보통 술을 많이 마시면 간암이 발생한다고 알려져 있는데 이는 확실히 맞는 속설이다. 술병에 나와 있는 경고가 맞는 이야기인 셈이다.

알코올성 간질환은 술을 못 마시는 사람에겐 일어나지 않는다. 이 병은 마시는 술의 양과 정비례 한다. 술을 조금 마시는 사람은 알콜성 간질환이나 간암의 원인이 되지 않는 법이다. 때로, 꾸준한 음주로 간을 단련하는 거라고 우스갯소리를 하는 사람들도 있는데 꾸준한 음주는 간을 꾸준하게 딱딱하게 만들 뿐이다.

간염은 특히 가족끼리 전염이 될 수 있어서 간암까지 확산되기 쉽다. 그 외에 찌개 등을 같이 떠먹고 술잔을 돌리는 문화도 간암 발병에 한몫한다.

간암으로부터 나를 지키려면?

간암 역시 위암과 마찬가지로, 별다른 자각 증상이 없으므로 결국 검진만이 살 길이다. 일반인은 1년에 한 번 복부 초음파 검사를 하고, 간염 병력이나 가족력이 있는 사람, 음주하는 사람들은 6개월에 한 번 복부 초음파로 관리를 해야 한다.

40~50세 여성
발병 확률 최고,
유방암

중년 여성들의 공포, 유방암의 증상과 발병 원인은 무엇일까?

천연 식초로 아내의 유방암을 치료하는 데 성공한 곽수영 씨에게 아내의 유방암 발견 과정과 발병 상황을 자세히 들어 보았다.

유방암의 증상과 진단

곽수영 씨가 지켜본 바로는 전조 증상이 아무것도 없었다고 한다. 그러다 아내가 가슴에 뭔가 잡힌다고 말했고, 병원에서 초음파를 하니까 더 큰 병원에 가라고 권유를 받았다. 대학 병원에 가서 조직 검사를 하니까 유방암 3기 판정이 내려졌다.

곽수영 씨의 아내는 발병 당시 2년마다 하던 정기 검진을 한 해 걸른 적이 있다고 한다. 4년 만에 병원에 가보니까 유방암 3기로 판정이 나와서 그 검진 한 번을 빠뜨리지 않았더라면 좀 더 일찍 암을 발견하지 않았을까 하는 후회가 된다고 했다.

흔히 유방암은 집에서 자가진단 하는 방법도 많이 알려져 있는 병이다. 그래서 다른 암에 비해 조기 발견이 쉬운 편이다. 그밖에 조기 진단을 할 증상은 어떤 것들이 있는지 이은숙 유방암센터장에게 물어보았다.

"대부분의 유방암 환자가 유방암을 의심하고 오는 첫 번째 증상은 바로 곽수영 씨 아내의 경우처럼 손에 뭔가 잡히는 게 있는 것입니다. 그보다 더 초기일 때는 아무런 증상은 없지만 건강 검진에서 발견해서 찾아오는 경우가 많습니다."

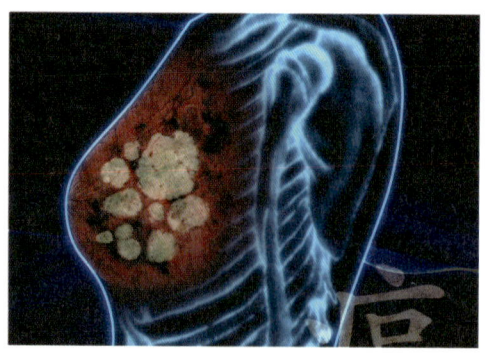

▶ 유방암 발병

손으로 멍울이 만져지는 것은 2기 이상으로 보면 된다. 진행된 유방암은 단단한 멍울과 함께 통증이 오고, 특히 유두 아래쪽에서 덩어리가 만져지거나 유두에 습진 같은 증상, 한쪽에서만 분비물이 나오는 경우는 유방암을 반드시 의심해 봐야 한다.

유방암은 위암보다 진행이 더 느린 암이다. 사례자인 곽수영 씨의 아내는 2년마다 하던 정기 검진에서는 실제 병이 있었지만, 발견을 못한 것이고, 4년 만에 발견을 한 것으로 보인다.

방송 중 사미자 씨도 젊은 시절, 유방에 딱딱한 것이 잡혀서 친구와 의논을 하니, 눌러서 아프면 암이 아니고, 안 아프면 암이 아니라는 말을 듣고, 조직 검사를 해보니, 다행히 양성 종양이었던 경험을 밝혔다. 이은숙 유방암센터장에게 정말 눌러서 아프면 암이 아니라는 이 속설이 맞는 말인지 물었다.

"양성 종양은 몸의 다른 부위로 퍼지지 않고 암으로 성장하지 않는 종양을 말하는데, 눌러서 아프다고 유방암이 아니라는 섣부른 판단은 절대 금물입니다. 사미자씨의 경우엔 조직 검사를 통해 양성 종양인 것을 확인 받았지만 정밀한 검사 없이 속설만 믿고 병을 키워선 절대로 안 됩니다. 신빙성 없는 속설에 불과합니다."_이은숙 유방암센터장

참고로, 보통 여성은 유방이 커지고 딴딴해지는 때가 시기적으로 있다. 월경 주기에 따라 유방이 딱딱해지고 아플 때가 있기 때문에 눌러서 아픈지 여부만으로 암을 판단하기에는 어렵다는 결론이다.

유방암은 왜 걸릴까?

옛날에 비해 요새 유방암 환자가 늘어난 이유는 특히, 모유 수유를 하지 않아서 그렇다는 말이 있는데 이는 어느 정도 신빙성 있는 이야기다. 유방암은 여성 호르몬이 넘치는 사람이 많이 걸린다. 따라서 빠른 초경, 자녀 출산 기피, 30대 이후 첫 출산 같은 사회적인 변화가 모두 유방암 위험 요인이다.

출산 경험이 없거나, 첫 출산이 늦거나 초경이 빠르고 폐경이 늦어 여성 호르몬 분비 기간이 긴 경우, 모유 수유를 하지 않은 여성 등에게 발병 확률이 높다고 보면 맞다.

여성암의 1/ 200의 확률로 남자에게도 유방암이 나타나는데 이런 경우는 대부분 나이가 들면서 남성 호르몬이 감소하고, 여성 호르몬이 증가한 경우에 일어날 수 있다. 남성 유방암은 보통 70세 이후에 발병하게 된다.

최근에 미국 배우 안젤리나 졸리가 유방암 유전자 때문에 암이 생기기도 전에 유방을 절제해 화제가 되기도 했는데, 유전성 유방암은 전체 유방암의 5~10% 정도다. 암에 걸릴 유전자를 가지고 태어나는 유전과 식습관과 환경 습관이 같은 가족들이 같은 암에 걸리는 가족력은 엄연히 다르다. 그렇지만 유전성이 아니라도 가족력이 있는 사람은 없는 사람에 비해 암 발생 가능성이 높다.

유방암으로부터 나를 지키려면?

검진을 위해 병원에 가면 유방 초음파를 하는 경우도 있고, 유방 촬영술(X-RAY)을 하는 경우도 있는데 이 두 방법은 서로 보완하는 관계이므로 둘 다 받는 게 좋다.

유방 촬영술은 미세 석회화를 관찰하기는 좋지만, 우리나라 여성에게 많이 보이는 치밀 유방을 가진 경우엔 유방 촬영술만으로 암을 발견하기 어렵다. 유방 초음파는 방사선 조사의 위험이 없고 검사 시 통증이나 불편함이 없는 장점이 있다.

30세 이후	매월 유방 자가 검진
35세 이후	2년 간격 임상 진찰
40세 이후	1~2년 간격 임상 진찰
	1~2년 간격 유방 촬영

• 한국 유방암학회. 국립암센터 권고안 표

그 외 유방암 예방법으로 ① 모유 수유 ② 많은 자녀 출산 ③ 30대 이전 첫 출산 등을 여성 호르몬을 줄이는 방법으로 꼽을 수 있다.

안젤리나 졸리는 왜 유방 절제수술을 했을까?

외모를 가꾸어야 하는 영화배우가, 아직 걸리지도 않은 유방암을 걱정해 양쪽 유방을 절제하는 수술을 했다. 이 놀라운 얘기는 미국 영화 배우 안젤리나 졸리의 이야기다. 실제로 안젤리나 졸리 이후로 호주에선 유방암에 관해 문의하는 전화가 900% 늘었다고 한다.

안젤리나 졸리는 왜 암에 걸리지도 않은 유방을 잘라냈을까?

바로 BRCA(Breast Cancer의 약자) 유전자 돌연변이 때문이라고 한다.

햇빛의 자외선을 비롯해 우리 주변 환경엔 유전자 변이를 일으키는 물질에 둘러 싸여 있다. 그래서 우리 몸은 하루에도 수없이 많은 유전자 돌연변이가 일어난다. 그러나 유전자 변이가 일어나도 우리 몸이 암에 걸리지 않는 것은 우리 몸이 유전자 변이를 수정하는 시스템이 있기 때문이다. 그리고 BRCA 유전자는 변이를 수정하는 시스템에 관여하는 단백질을 만든다.

즉, 이 BRCA가 돌연변이가 된다면 유전자 돌연변이를 수정할 수 없게 되고, 암이 발생할 위험이 높아지는 셈이다.

안젤리나 졸리의 경우, 이 BRCA 유전자 돌연변이로 인해서 유방암 발병 가능성이 87%, 난소암 발병 가능성이 50%란 진단을 받았다. 어머니의 죽음으로 가족력과 유전을 걱정한 안젤리나 졸리의 해법으로 이해된다.

급속도로 증가하는
선진국형 암,
대장암

흔히 선진국형 암이라는 대장암이 급속도로 증가하고 있고, 대장암을 이겨낸 사람들도 많이 소개되고 있다. 그 중의 한 사람인, 서정옥 씨의 남편은 위암과 함께 대장암도 이겨냈다고 한다.

대장암의 증상과 진단

서정옥 씨의 남편은 위암 완치 후에 정기 검진을 꾸준히 받았는데도 대장암이 급속도로 악화된 경우였다. 어떤 증상으로 대장암 발병을 알게 되었을까?

서정옥 씨의 남편은 위암 수술한 지 8년이 지나고 위암이 완치되었다. 그러자 남편이 끊었던 술과 담배를 다시 시작하고, 불규칙한 생활로 다시 돌아갔다고 한다. 설사가 자주 있었지만 대수롭지 않게 생각했는데 어느 날, 혈변을 봐서 대장 내시경을 하니까 용종이 3개가 발견되었는데 하나가 악성이라고 했다. 병원에 갔을 때는 이미 3기였다. 이에 대해 국립암센터 오재환 대장암센터장에게 대장암의 진행 속도가 이렇게 빠른 것인지 물어 보았다.

"대장암도 초기에는 큰 자각 증상이 없는 상태라 본인이 느낄 때는 이미 많이 진행이 된 상태라고 볼 수 있습니다."

보통 대장암의 증상은 지속적인 변비, 자극적인 혈변으로 나타난다. 특히 직장암의 경우는 몸이 암을 변으로 인식하기 때문에 잔변감이 계속 느껴져서 화장실을 자주 들락날락하게 된다. 그 외 배변 보는 습관이 바뀌는 등 여러 증상이 나타날 수 있다.

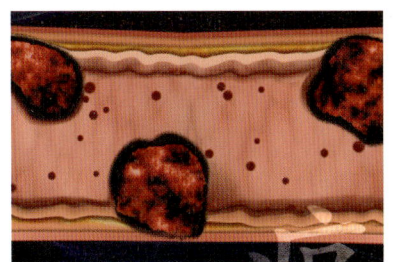

▶ 대장암 발병 과정

대장암은 왜 걸릴까?

흔히 고기를 많이 먹어서 생기는 암이라고 해서 대장암을 선진국형 암이라고 하는데 정말 고기가 대장암 발병 원인일까?

이에 대해 국립암센터 대장암 센터장 오재환 박사는 아무도 이유는 장담 못한다고 얘기한다.

다만, 붉은 고기와 가공육은 대장암 발병 원인이란 증거가 확실하다. 붉은 고기는 대장을 통과하는 속도를 늦추기 때문에 대장암이 생기기 쉽다. 반대로 채소 속의 식이섬유가 대장암을 예방한다는 것도 확실하다.

원래 채식 위주였던 우리 밥상이 육식으로 바뀐 것을 대장암 증가의 원인으로 볼 수 있다. 또 남성의 경우, 위암 다음으로 많이 걸리는 것이 대장암인데, 음주, 고칼로리, 비만 등 식습관이 바뀐 것이 가장 큰 이유일 것이다. 음주 후 설사와 변비가 반복되는 경험은 누구나 있을 것이

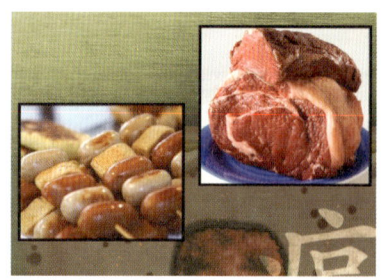

▶ 대장암 발병 원인 – 붉은 고기와 가공육

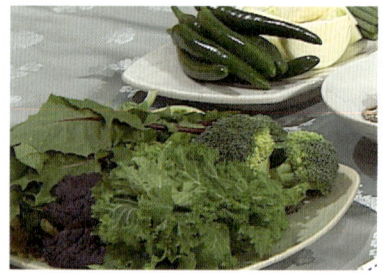

▶ 대장암을 예방하는 채소

다. 술이 대장 운동에 영향을 미친다는 뜻이다.

그렇다고 고기를 안 먹을 수는 없다. 암 진단 후 대부분 채식 식단으로 바꾸는데, 적당히 균형 잡힌 식단이 제일 중요하다.

대장암으로부터 나를 지키려면?

건강보험공단에서는 50세 이상 남녀일 경우, 5년마다 대장암 검사를 실시하고 있다. 또, 의사들은 일반 대변 검사는 1년에 한 번, 대장 내시경은 5년에 한 번, 유전성 대장암이 의심되거나, 가족력이 있을 경우엔 12세부터 1년마다 대장 내시경 검사를 받도록 권고하고 있다.

그렇지만 대장암을 우려해 고기를 완전히 멀리할 필요는 없다. 우리나라 사람은 탄수화물 섭취가 많아서, 오히려 적당한 단백질 섭취가 권장된다. 단백질이 부족하면 근육 속 단백질을 쓰거나, 혈액 속 면역 세포를 만들어야 할 단백질을 빼서 쓰게 된다. 이렇게 되면 면역 세포를 못 만든다.

가금류의 고기는 단백질 섭취를 필요로 하는 사람에게 적당하고, 붉은 고기는 안의 철 때문에 빈혈이 있을 경우에 권장한다.

또, 고기를 먹더라도 조리 방법이 중요한데 직화로 구운 고기, 특히 탄 고기는 암 발병의 위험 요인이므로, 가급적 직화구이보다 찜이나 삶아 먹는 것을 권장한다.

고기를 먹을 때는 아래의 식사법을 참고할 필요가 있다.

---

① 하루 평균 단백질 권장량 = 체중 X 약 1g

② 단백질 섭취 목적으론 가금류, 빈혈일 때는 붉은 고기

③ 구이보다는 찜이나 삶아서!

④ 붉은 고기 섭취 시 일주일에 400g 이상은 먹지 않는다.

암으로 인한
사망 통계 1위,
폐암

통계에 따르면 암으로 인한 사망 원인 1위는 바로 폐암이다. 발병률은 갑상선암을 제외하고 전체 4위이다. 그만큼 많이 걸리고, 치료도 어려운 암이다. 특히 60대가 34.3%, 70대가 31.0% 등 노년층 발병 비율이 높아 공포의 장수 암이다. 폐암은 어떤 증상과 특징을 지녔을까?

폐암의 증상과 진단

이종목 폐암 전문의의 설명에 따르면 폐암으로 의심할 수 있는 초기 자각 증상은 거의 없는 편이다. 증상이 없는 상태에서 검진 등으로 발견되는 폐암은 전체의 5~15% 정도에 불과하다.

암이 어느 정도 진행되서 주변 장기를 누르거나 막게 되면 자각 증상이 생긴다. 이 경우 자각 증상으론 자주 숨이 차거나, 피가 섞인 가래가 나오거나 가슴에 통증을 느끼면 이미 상당히 진행된 상태라고 한다.

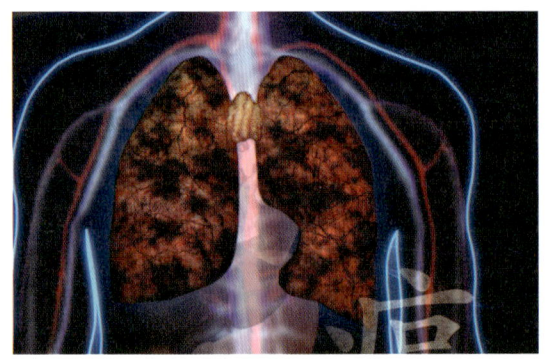
▶폐암

전조 증상이 없다면 미리 체크할 수 있는 방법은 없을까? 이종목 폐암센터장에게 물었다.

"없습니다. 현재 저선량 흉부 CT 검사로 조기 검진 효과를 확인하는 방법이 연구중이지만, 아직 결과를 확신 할 수 없습니다. 폐암으로 인한 사망자가 높은 까닭이 바로 여기에 있습니다."

폐암은 왜 걸릴까?

'폐암' 하면 모든 제일 먼저 떠올리는 것이 바로 담배다. 담배를 피면 정말 폐암에 걸릴까? 흡연자들의 가장 큰 궁금증에 이종목 폐암 전문의가 속시원한 답을 주었다.

"폐암은 선천적 유전자 이상에 의한 경우가 드물다. 거의 대부분이 후천적인 문제로 발생한다. 이 후천적 문제의 가장 큰 요인이 담배다. 담배를 피면 폐암에 걸릴 확률이 급증한다. 하루에 한 갑씩 20년을 피면 비흡연자에 비해 폐암 발병 확률이 20배 이상 증가한다. 장기간 담배를 핀 사람에게 생긴 폐암은 90%가 흡연이 원인이다."

인체와 가장 유사한 돼지의 폐로 담배가 폐에 어떤 영향을 끼치는지

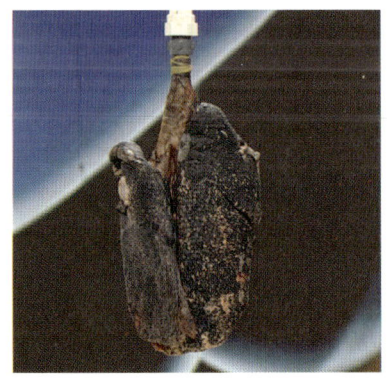

▶ 담배 연기에 노출된 돼지 폐

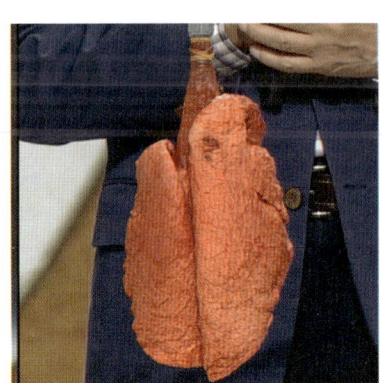

▶ 정상적인 돼지 폐

실험을 해보았다.

담배 연기에 노출되어 간접 흡연을 한 돼지의 폐가 발암 물질 때문에 암세포 덩어리로 까맣게 변한 것을 확인할 수 있다. 빨간 쪽이 정상적인 폐이다.

이 두 폐에 공기를 주입해보면 까만 쪽은 폐의 주름이 잘 펴지지가 않는다. 정상적인 쪽은 공기를 주입하면 폐가 정상적으로 커진다.

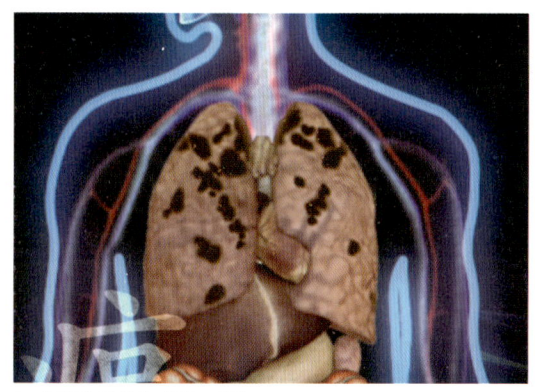

▶ 흡연이 인체에 미치는 영향

담배를 피우다 끊어도 한번 변한 폐는 원상태로 돌아가지 않는다. 40년간 피우던 담배를 끊은 지 10년이 넘었어도 폐는 똑같은 상태다. 물론 10년간 금연하면 계속 피우는 것보다는 폐암 발병률이 50% 감소하긴 한다.

담배엔 4천 종의 화학 물질이 들어 있고, 발암 물질만 60종이 넘는다. 특히 담배에 첨가된 향이 고온에서 연소 되면서 또 다른 종류의 발암 물질을 형성한다. 담배를 피우는 것은 연탄불을 켜놓고 코를 박고 있는 것과 똑같다고 보면 된다.

간접 흡연의 폐해도 무시할 수 없다. 엄청난 애연가인 본인은 멀쩡한데, 아내가 폐암에 걸린 예도 무수히 많다. 30년 전쯤에 26만 명을 대상으로 조사한 결과, 비흡연 남편을 둔 여성에 비해 흡연 남편을 둔 경우에 폐암 발병 위험이 약 2배 증가했다는 통계도 있었다.

담배를 핀 사람은 다 폐암 걸려야 되는 것 아니냐고, 90세까지 담배를 피웠지만 건강한 사람도 있다고 항변하는 경우도 있을 수 있다. 그러나 그 경우 폐암에 걸리기 전에 다른 병에 먼저 걸리는 것뿐이고, 또 흡연 후 폐암이 발생하기까지 20~30년 걸린다고 의사들은 흡연의 위험성을 강하게 말한다.

암,
어떻게 치료할까?

지금까지 5대 암의 주요 증상과 발병 원인, 예방책을 꼼꼼하게 살펴보았다. 보통은 건강에 이상이 생기거나 전조 증상이 나타나도 대수롭지 않게 느끼고 흘려버리는 경우가 많다. 그러나 자각 증상을 느끼는 순간은 이미 암이 상당히 진행된 다음이다. 암은 소리 없이 다가오는 무서운 질병이다. 정기 검진이 무엇보다 중요하다.

간혹 '모르는 게 약이다'라는 말로 그냥 속 편히 살겠다고 하는 사람들이 있는데, 조금만 번거로움을 극복하고 용기를 내면 암을 조기에 예방할 수 있을 것이다.

만약에 예방을 위해 노력하고, 정기 검진도 했지만 암이 발병됐다 그러면 어떻게 치료를 해야 할까?

암 진단이 내려지면 병원에서는 상태에 따라 다음과 같은 표준 치료를 한다.

표준 치료	항암 치료, 방사선 치료, 수술

그러나 이 표준 치료에 대해서 의견이 분분하다.

항암제 자체가 독이다!

항암제가 정상 세포까지 다 죽인다!

항암제에 내성이 생겨 더 심각해진다!

방사선 치료가 오히려 암을 유발한다!

항암 치료를 거부하고 대체 치료만으로 암을 고쳤다!

과연, 어떤 것이 진실이고, 어떤 것이 거짓일까? 나에게 맞는 바른 암 치료의 길은 과연 무엇일까? 확인되지 않은 정보와 속설 속에서 암 환자들이 찾아야 할 바른 길은 무엇일까?

국내 최고 암 전문의들과 대체요법으로 암을 고쳤다고 믿는 사례자들, 그리고 날카로운 〈엄지의 제왕〉 패널들이 암 치료에 대해 솔직하고, 날카로운 공방을 벌였다.

경험과, 과학적인 통계치 사이에서 오고가는 갑론을박! 검증되지 않은 정보의 홍수 속에서 헤매는 암 환자에게 분명 도움이 될 만한 경험과 해법이 보일 것이다.

암이 발병하면 병원에서는 진단과 함께 환자 상태에 맞추어 표준 치료를 권한다. 그렇다면 이 표준 치료를 꼭 해야 할까?

첫 번째, 갑론을박 주제는 암 수술에 대한 진실이다.

갑론을박 1. 암 수술은 꼭 해야 할까?

① 35세 주부, 유방암 2기

직업이 간호사이기 때문에, 건강에 관한한 자신이 있었으나 유방암 2기 확진을 받고 항암 치료를 두 번 받고 수술을 앞두고 있다. 여자로서 수술 후에 한쪽 가슴이 없어진다는 스트레스와 여러 매체를 통해 유방암은 수술 없이도 완치할 수 있다는 정보를 접하고 수술을 꼭 해야 할지 망설이고 있다.

② 40세 남자, 2013년 4월 내시경을 통해 위암 초기 검진

암세포가 식도 가까이에 있어 위험하다고 수술로 위 70% 절제를 권유 받았다. 두려움에 수술 날짜까지 잡았다가 취소했다.

〈엄지의 제왕〉에 출연한 사례자가 상담을 한 것처럼 수술을 망설이는 암 환자들이 종종 있다. 게다가 개복수술을 하면 몸이 상한다, 전신마취가 몸을 망친다는 속설이 암 환자들을 혼란스럽게 하기도 한다. 또, 가뜩이나 암으로 몸이 약해져 있는 상태에서 수술을 하는 것이 과연 옳은 것일까 확신을 갖지 못한다.

우리나라 최고의 암 전문 병원, 국립암센터의 전문가들은 어떻게 대답할까?

갑론을박① 암 수술이 필수다. VS 받지 말아야 한다.

이은숙 유방암센터장은 우리나라 유방암 환자 중 우리나라 유방암 환자 중 30%가 전절제를 한다고 설명한다. 즉, 100명 중 30명만 유방 전절제술을 하는 셈이다. 그 경우에도 수술 후에 유방 재건술로 외모의 문제는 회복할 수 있다. 유방을 잃을까 두려워 제대로 치료를 안 한다면 생명을 잃을 수도 있다.

또한 수술 전에 선행 항암 치료를 통해 종양의 크기를 줄이면 유방 보존 가능성을 더 높일 수 있다.

이은숙 유방암센터장은 오히려 수술보다 더 힘든 치료가 항암 치료일 수 있다고까지 말한다. 항암 치료에 비하면 수술은 새 발에 피라고 할 정도로, 수술로만 치료할 수 있다면 항암 치료를 받는 것보다 환자에게 더 편할 수 있다는 것이다. 게다가 유방암은 수술 후 완치율이 높은 암 중의 하나다. 수술이 가능하다면, 반드시 수술을 받아야 한다고 이은숙 유방암센터장은 말한다.

위암센터장인 김영우 박사는 상담 사례자의 사연에 안타까움부터 표시했다. 처음 발병일로부터 8개월 정도가 지났는데 수술을 안 받는 것이 안타깝다는 것이다. 상담 사례자의 경우 암세포 사이즈는 작지만 위치가 중간에 있어서 전절제까지 안 가고, 부분절제술이 가능한 범위 안에 있어 보인다며 빠른 수술을 권유했다.

김영우 박사 또한, 위암은 선택의 여지가 없이, 수술이 필수라고 강조한다. 수술 없이는 절대로 고칠 수 없는 병이고, 오히려 의사가 수술하자고 하면 기뻐해야 할 일로, 고칠 수 있다는 뜻으로 해석하면 된다고까지 말한다.

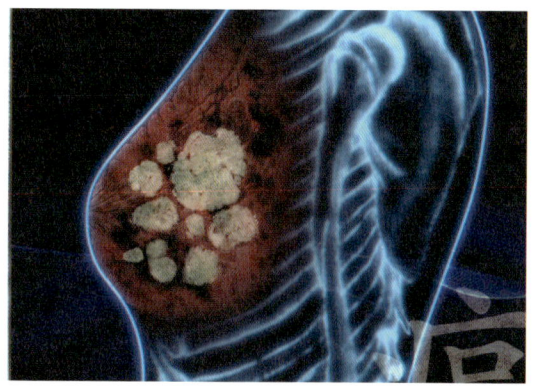

▶ 유방암 발병

다음은 국립암센터 5대 암센터장이 이구동성으로 설명하는 수술 선택 이유와 기준을 정리한 것이다. 암의 종류별로 수술 선택의 기준으로 삼아 보면 좋겠다.

① 우리나라 위암 환자의 90%는 치료가 가능한 범위 안에 있다. 위암 환자의 60%는 조기 위암 환자라고 한다. 암세포가 림프절로 전이되지 않고 위 점막으로만 국한된 위암의 경우엔 국소적으로 수술해서 제거하면 완치 확률이 높다.

또한, 위는 100% 절제해도 사는 데 지장이 없고, 수술 후 1년 정도 지나면 수술 전과 생활하는 데 큰 차이가 없다고 한다. 위암은 수술을 하면 5년 생존율 98%이며 암 재발률이 1~2%밖에 안 된다. 완치가 가능하기 때문에 무조건 수술을 권유한다. 물론, 위암 수술은 어려운 수술이 맞다. 유럽만 하더라도 위암 수술 후 사망률이 10% 정도다. 그러나 우리나라는 위암 수술 후 사망률이 1%로 전세계적으로 가장 낮은 편으로 우리나라의 의학 기술을 신뢰해도 될 만하다.

② 간암의 경우엔 반드시 수술을 해야만 하는 것은 아니라고 한다. 간암은 원칙적으로 1, 2기에만 수술을 권유한다. 수술의 목적은 완치율을 높이기 위함인데 병기가 올라가면 수술의 목적이 완치가 아닌 단순 병증 완화가 될 수 있다.

③ 대장암의 경우엔 기본 치료가 수술이다. 대장암의 80% 이상은 수술이 필요하다. 또한 수술하면 2/3가 완치된다. 말기 암일지라도 암세포 제거가 가능하면 적극적으로 수술을 권유한다고 한다. 대장암은 수술만 가능하면 희망적인 상태다.

④ 폐암의 경우엔 1, 2기는 수술을 권유하고, 3기 이후에는 수술을 받거나 항암과 방사선 치료를 함께 하는 치료가 비슷한 생존 확률을 보인다고 한다.

⑤ 유방암의 경우에도 수술을 우선 권유한다. 상담 사례자에게 한 설명과 마찬가지로, 수술을 한다고 해서 모두가 유방 전절제를 하는 것도 아니며, 재건술 등으로 충분히 복원이 가능하므로 암세포의 제거를 가장 우선적으로 고려해야 한다.

종류와 병기별로 약간의 차이는 있지만, 국립암센터 전문의들의 대답은 한마디로 '수술이 가능하다면 수술 하라!'는 것이다.

갑론을박 ② 암 수술이 필수다. VS 받지 말아야 한다.

전문의들의 단언과 다르게 암을 이겨낸 출연자들은 '수술 없이 완치했다'고 말하며 수술만이 능사가 아니라고 주장한다.

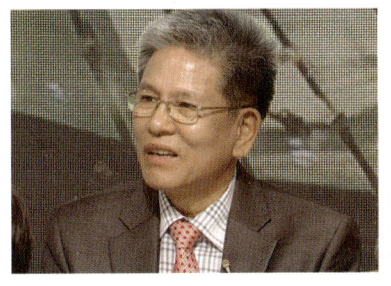

▶ 유익현 씨 병력

간경변증으로 인한 간암 초기 진단 →
색전술 5회→ 폐로 전이 → 방사선 치료 18회
→ 무염식 대체요법

그 중의 한 사람이 유익현 씨다. 유익현 씨는 2001년 간암 초기 진단을 받고 2년간 색전술을 5회 시행하고 치료했지만, 2003년에 폐로 전이 되어 종양의 크기가 5cm에 이르러 폐암 4기를 진단받았다. 당시 의사가 수술을 할 수는 있지만 해봐도 희망이 없다고 말했고, 그 말을 듣고 아내가 먼저 수술을 하지 말자고 했다.

대신, 유익현 씨는 수술 대신 방사선 치료를 선택해 방사선 치료를 18번 받고 퇴원한 이후, 30년 동안 다니던 회사도 그만두고, 무염 식이 요법을 했다. 그리고 현재 10년 넘게 건강하게 살고 있다.

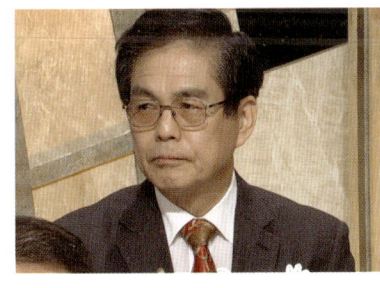

▶ 이태원 씨 병력

1997년 위암 4기 진단, 수술 거부, 쑥뜸과
구운 마늘과 죽염 요법

마늘로 위암을 극복했다는 이태원 씨도 수술을 반대하는 입장이다.

1997년 위암 4기 진단을 받았을 때, 병원에서는 위 전절제술과 항암 치료를 권유했다. 그러나 1997년 당시만 해도 암 하면 모두 죽을 병으로 인식하던 시대였으며, 이태원 씨 본인이 당시 주위에서 항암 치료를 받거나, 위 수술을 받고 오히려 세상을 떠난 사람을 많이 본 경험이 있었다. 그래서 이태원 씨는 수술을 거부했다.

몸무게가 77.8Kg 나가다가 48Kg까지 거의 30Kg이 줄어서 주위에서 다 죽는다고 말이 많았다. 그러다 우연히 쑥뜸을 접하게 된 이후 48Kg에서 66Kg까지 체중을 회복하자, '이제 살았구나' 하는 희망으로 구운 마늘을 먹기 시작했다. 하루에 30통씩 죽염에 마늘을 찍어 먹은 결과 4년 만에 암세포가 다 사라졌다고 한다. 현재는 2년마다 대장과 위 내시경을 해봐도 암세포가 사라진 상태다.

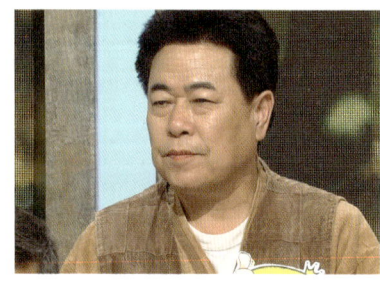

▶ 김성현 씨 병력

1997년 간암 4기 진단, 수술 거부,

간암 말기를 진단 받았던 김성현 씨도 수술을 반대하는 입장이었다. 김성현 씨는 간암 진단 당시, 모든 병원 치료를 그만두고 산으로 들어

갔다. 그곳에서 땀 흘려 일하고, 자연에서 채취한 것을 먹고, 발효 식품을 먹는 것만으로 자연스럽게 암세포가 사라졌다고 한다. 김성현 씨는 자신이 만일 수술을 하고 병원에 누워 있었다면 오히려 더 심해졌을 거라고 말했다.

정말 수술 없이 완치했을까?

과연, 정말 사례자들의 말처럼 수술을 안 한 덕분에 암을 완치할 수 있었을까?

사례자들의 개인적인 경험담에 근거를 둔, 수술 반대 의사에 국립암센터 전문의들의 의학적인 반론이 팽팽하게 이어졌다.

위암 4기 진단을 받고 수술 없이 쑥뜸과 구운 마늘로 위암을 극복했다는 이태원 씨에게 위암센터장 김영우 박사는 애초 진단이 암이 아닐 가능성을 언급했다.

이태원 씨는 당시 내시경을 통해 4~5센티 종양이 5개 있고 좁쌀 만한 종양이 위에 전체적으로 퍼져 도저히 위 절제 외엔 방법이 없다고 들었다고 했는데 김영우 박사는 위암의 형태 중에 종양이 5개가 생기는 위암은 없다며 진단에 의문을 표시한 것이다.

김영우 박사는 4~5개의 종양은 선종일 가능성이 많다고 예측했다. 이태원 씨의 예와 같은 경우, 암으로 진단하느냐 선종으로 진단하느냐는 아직도 논란이 있다. 일본에서는 암으로 진단하지만 대부분의 나라에서는 선종으로 진단한다고 한다. 선종이나 궤양일 때도 체중 감소 가능성이 있으며, 현대 의학으로 위암 4기는 절대 수술 없이 생존할 수 없다는 것이다.

대장암센터장인 오재환 박사도 의견을 보탰다. 악성 흑색종이나 간암의 경우 수술 없이 완쾌된 사례가 있다고 인정했지만 그렇다고 해서 수술을 하지 말아야 한다는 증거가 되는 것은 아니라는 의견이다.

"기적은 매번 일어나지 않을 뿐더러 한두 명이 수술 없이 암세포가 사라졌다고 해서 모든 사람에게 해당되지 않는다."_대장암센터장 오재환 박사

이 부분에선 태초 먹거리 학교를 설립하고 암 예방과 치료 후 관리의 중요성을 주장하는 충남대 이계호 교수도 암 전문의들과 의견을 같이 했다.

암 치료는 한두 명의 성공 사례담이 아니라, 과학적인 생존확률을 따져야 한다. 전문의가 정확한 판단을 한 후 환자에게 충분히 이해시키고 표준 치료를 선택할 수 있도록 환자에게 충분히 이해시키고 치료를 해야 한다는 주장이다. 다만 이계호 교수는 표준 치료 이후, 발병하게 된 원인은 제거하지 않는다면 재발 등으로 이어질 수 있다고 지적했다.

결국 표준 치료만이 전부가 아니라는 이야기다. 이 부분은 출연자들의 공감을 샀다.

생존 확률을 따져라

암 수술에 대한 첫 번째 갑론을박의 결과 분명해진 것은 현재 의학에서는 수술이 암 치료의 최선의 방법이라는 점이다. 과거에 비해 의료 기술이 발달해서 인체에 영향을 덜 미치는 수술법도 개발되고 있다. 또한 항암 치료보다 수술이 회복이 더 빠를 수 있다는 점도 분명하다.

위암 전문의 김영우 박사는 수술을 거부했던 안타까운 사례를 예로 들었다. 주위에서 민간요법으로 암을 고쳤다고 들어서 환자가 수술을 거부하고, 정기 검진만 받고 경과를 지켜보았다. 그러나 치료가 되지 않고 CT상에 암세포가 사라지지 않자, 환자가 2년 6개월 후에 드디어 수술을 결심했다. 그러나 수술하기로 결정하고 일주일 만에 출혈이 발생했다.

결국, 위전절제술을 시행했다. 2년 6개월 전에 수술했다면 1기 A로 아주 조기 위암이었고, 항암 치료 같은 수술 외의 보조 치료가 필요 없었을 것이다. 그러나 수술하고, 병기는 2기 A가 되었다. 육안적으로는 초기에 머물고 있는 것으로 보였으나 병리적으로 자세히 보니 림프절에 전이가 있었던 것이다. 이런 안타까운 사례 때문에 수술의 필요성을 강조하게 된다고 김영우 박사는 말한다.

결국 수술을 선택한다는 것은 과학적으로 입증된 생존 확률을 선택하느냐, 확률을 포기하고 스스로의 의지를 선택하느냐 하는 문제이다.

본인의 의지나 확신이 명확하지 않다면 확률이 높은 쪽을 선택하는 것이 옳지 않을까?

갑론을박 2. 항암 치료, 꼭 해야 할까?

38세의 유방암 환자가 상담을 요청해왔다.

"항암 치료를 받으면서 머리도 모두 빠져서 외모로 스트레스를 받고 있다. 또한 속이 너무 안 좋아져서 음식을 잘 못 먹고 항암 치료의 고통이 매우 크다. 이런 상황인데 항암 치료, 꼭 해야 할까요?"

항암 치료는 화학 약품을 쓰는 표준 치료 방법이다. 3가지 요법으로 나뉘는데 선행적 항암 요법, 보조적 항암 요법, 고식적 항암 요법의 목적으로 사용된다. 선행적 항암 요법은 수술을 할 수 없을 정도의 커다란 사이즈의 암 덩어리가 있을 때 암의 크기를 줄이기 위해 시행한다. 보조적 항암 요법은 수술 뒤 재발을 방지하고 생존율을 높이기 위해 한다. 고식적 항암요법은 완치 목적이 아닌 암의 재발시 증상의 완화를 위한 목적으로 삶의 질 향상을 위해 시행하는 경우다.

암의 치료에 수술에서 80%의 효과를, 항암 치료에서 10%, 방사선 치료로 10%의 효과를 기대한다고 한다.

그러나 암세포뿐만 아니라 정상 세포에도 영향을 끼치기 때문에 탈모, 구토, 오심, 백혈구 감소 등의 부작용이 동반한다.

먼저, 의사들이 권하는 항암 치료의 적용 기준부터 살펴보자. 당연히 암의 종류와 병기에 상관없이 항암을 하는 것은 아닐 것이다. 다음은 국립암센터 5대 암 전문의들이 말하는 항암 치료 권고의 기준이다.

① 간암의 경우는 수술 후 완치가 된 상황에서는 추가적으로 항암 치료를 꼭 받아야 한다는 의학적 근거가 없다고 판단한다. 간은 독성에 예민한 장기이기 때문에 간 상태에 따라 결정한다.

② 대장암은 2~3기의 경우는 항암 치료가 필요하다. 하지만 4기일 경우 이득을 엄청나게 얻지 못하는 한 안 하는 것이 맞다고 판단한다. 항암 치료의 종류에 따라 환자에게 먼저 선택권을 주기도 한다. 병기와 상태에 따라 생존율과 합병증 사이에서 선택을 하는 것이다.

③ 유방암은 점차 항암이 필요한 사람과 그렇지 않은 사람이 세분화

되어 치료가 진행되는 추세다.

④ 폐암의 경우, 1기 폐암의 수술 후에는 항암 치료를 하지 않는다. 3~4기 폐암일 경우, 수술이 불가능하기 때문에 항암 치료가 기본 치료일 수밖에 없다.

수술의 기대 효과 80%에 비해서 항암 치료의 암 치료 기대 효과를 보통 10%라고 본다고 한다. 그러나 이 10%도 절대 적은 수치가 아니다. 항암 치료를 쉽게 무시할 수 없는 이유다.

아이 출산보다 더한 고통이라고 두려워하는 항암 치료, 받아야 할까 말아야 할까?

상담자 사례처럼 항암제의 부작용으로 항암 치료를 망설이는 사람들도 많다. 의사들은 모든 암 환자에게 항암 치료를 권하는 것일까? 항암 치료는 반드시 받아야 하는 것일까?

갑론을박 두 번째 주제는 항암 치료에 대한 허와 실이다.

갑론을박 ③ 항암 치료 받아야 한다. VS 받지 말아야 한다.

나름의 대체요법으로 암을 이겨냈다는 사례자들의 의견은 반대였다. 당연히 국립암센터 5대 암 전문의들이 강하게 반박했다.

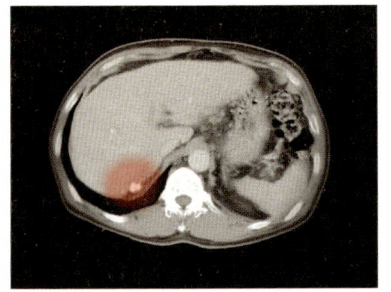
▶ 유익현 씨의 폐

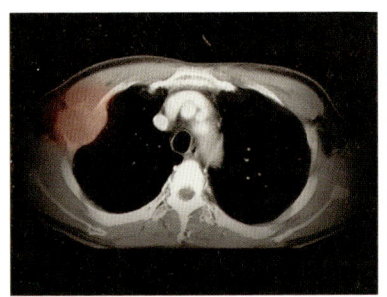
▶ 폐에 전이된 모습

간암 치료로 색전술 5회를 받았지만, 폐로 전이가 되었던 유익현 씨는 수술이나 항암 치료 모두 암 자체에만 집중하지, 애초 원인이 되었던 간경화를 해결하지 못했기 때문에 암 전이가 일어났다고 얘기한다. 항암 치료보다는 이후 실시했던 무염 치료가 원인을 해결했기 때문에 효과적이었다는 의견이다.

간암 전문의 박중원 박사는 오히려 간 전체로 암세포가 퍼져 나가지 않을 수 있었던 이유로 색전술 5회라는 항암 치료를 받았기 때문이라고 강조했다.

물론, 2cm 종양 일부가 남았을 수도 있다. 그럼에도 불구하고, 심하게 간 내부에서 전이를 막아준 것은 색전술을 5회 받았기 때문이라는 주장이다.

또한, 폐로 전이된 것도 식이요법 덕분이 아니라 방사선 치료 18회 덕분에 암을 제거했다고 본다. 대체요법(무염식)이 식습관과 생활 습관을 고치고 정신적인 도움은 되었을지라도 방사선 치료와 식이요법을 병행했기 때문에 건강해진 것이다. 극단적으로 식이요법을 안 했어도 건강하게 이 자리에 있었을 것이라고 단언했다.

간암 말기를 극복한 김성현 씨는 항암 치료를 포기할 수밖에 없었던 이유로 환자 본인이 포기한 게 아니라 병원에서 포기했기 때문이라고 밝혔다.

본인은 할 수 없이 대체 치료를 한 경우였지만, 병원에서 많은 암 환우를 만나보니, 모두 공통적으로 긴 항암 치료로 인한 극심한 고통을 겪고 있었다. 항암 치료를 하는 기간이 문제가 되고, 장기간 항암 치료로 인해서 오히려 체력이 고갈 되어 좋지 않은 결과가 되는 경우가 많았다고 주장했다.

이에 유방암 전문의 이은숙 박사는 항암 치료는 무한정 받을 수 있는 게 아니라며 오해를 지적했다. 유방암의 경우 3기일 때, 많이 받아야 8번이 끝이다. 견딜 만한 체력이 되면 5개월 정도 항암 치료를 하고, 체력이 안 되서 중도에 쉬는 기간이 생기면 6개월 정도 걸린다. 다만 4기가 문제인데 유방암 4기라고 해도 실제로 몇 년씩 항암 치료를 할 수는 없다.

또한, 유방암의 경우엔 항암 치료만 하는 것이 아니라, 호르몬 치료를 하기도 한다. 유방암의 원인이 여성 호르몬에 반응하는 수용체를 가지고 있기 때문에 생기는 것이므로 환자의 상태에 따라 호르몬 치료와 항암 치료를 병행한다. 그래서 호르몬 수용체가 있는 초기 유방암 환자는 항암 치료 대신 호르몬 치료를 더 권장한다고 한다.

항암 치료나 호르몬 치료나 과학적으로 검증된 생존 확률을 통해 치료를 권유하는 것이지, 의사들이 감으로 모든 환자들에게 항암 치료를 권하는 게 아니라고 전문의들은 말한다.

호르몬 치료는 재발률을 40% 감소시키고 항암 치료를 하면 재발률 20%를 또 떨어뜨리니 환자에게 재발률에 대해 충분히 이해시키고 치료를 권유한다. 그런데도 화학적 치료를 거부할 때는 도저히 어떻게 할 수가 없다.

물론, 타목시펜이나 레트로졸 같은 호르몬 치료제도 환자 입장에선 항암제로 생각하기 마련이다. 또, 호르몬 치료제는 보통 5년 이상 먹는 경우가 많고 호르몬 치료제도 부작용이 있다.

안면 홍조, 수면방해. 불규칙한 생리, 질내 분비물 증가, 뼈 통증 등 치료 부작용이 있다. 그러나 호르몬 치료를 택한 사람이 치료를 받지 않은 사람보다 암 재발률이 40% 감소 된다는 점에 주목해야 한다. 즉, 재발 방지를 위해 불편함을 감수하고 먹을 수밖에 없는 것이다.

소장, 위장, 눈에까지 암이 생긴 다발성 암을 극복한 차민수 씨는 대장암으로 직장 전부를 절제한 이후, 항암 치료를 거부한 경험담을 털어

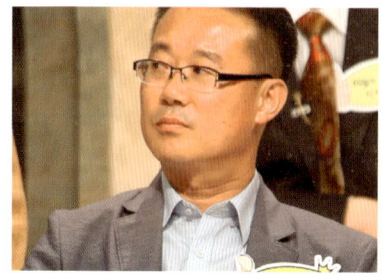

▶ 차민수 씨 병력

다발성 암. 소장 위장 눈에까지 암 발병, 대장암으로 직장 절제 수술. 항암 치료는 거부하고 부처손 대체요법으로 완치 판정

놓았다. 그는 수술 후에 스스로 의학 지식을 공부해서 자신의 몸에 맞는 항암 치료 대신, 대체요법으로 다발성암을 만 5년 만에 극복하고 완치 판정을 받았다. 그는 항암 치료 대신 암 환자는 기력 회복이 먼저라고 믿는다. 병을 이길 수 있는 체력을 만들고 나서 치료를 해야 하지 않냐는 주장이었다.

그리고 항암 치료와 방사선 치료를 견뎌 내지 못하는 환자의 경우엔 무조건적인 항암 치료 외에 어떤 대처 방안이 있는지까지 질문했다.

차민수 씨 경험담을 듣고 간암 전문의 박중원 박사는 우선 다발성 암을 고친 것이 대체요법보다 직장 절제 수술이었을 가능성을 먼저 짚었다.

보통 수술시 주변 조직으로 전이 됐을 때 절제가 가능하다면 동반 절제를 하기도 한다고 한다. 아마, 항암 치료가 필요 없게 동반 절제술로 다른 부위의 암세포까지 없앴으리라고 보여진다는 것이다.

5년만의 완치 판정은 역시 수술이라는 중요한 표준 치료 덕분이라는 주장이었다.

수술 이후의 항암 치료는 재발을 막기 위한 보조적 치료법이지 모든 사람이 항암 치료를 안 받는다고 재발하는 것은 아니란 얘기다. 차민수 씨의 경우, 항암 치료가 필요 없는 경우에 해당했을지도 모른다고 했다.

박중원 박사는 항암 치료의 목적은 수술 후에 혹시 남아 있을지 모르는 암세포의 재발률을 낮추는 것이라고 재차 강조했다.

위암에서 시작된 다발성 암을 진단받은 유애옥 씨는 위, 비장, 담낭이 없고 췌장도 일부 제거하는 등 장기 4개를 한꺼번에 절제했다.

정기 검진을 통해 위암 초기라고 진단 받고 수술실에 들어갔는데 막상 개복하니 이미 온 장기에 암세포가 포진한 상태였다. 당시 암 진행이 심각했기 때문에 병원에서 항암 치료를 권유했다. 그러나 수술로 음식을 먹기도 힘들었기 때문에 결국 3번 만에 항암 치료를 중단했다.

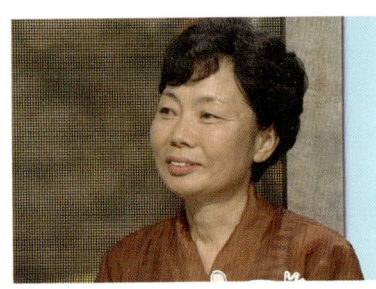

▶ 유애옥 씨 병력

위암부터 다발성 암 진단.
위 비장 담낭, 췌장 일부 제거 등 4개 장기
한번에 절제술.
항암 치료 3번만에 중단. 효소 복용.

유애옥 씨의 경험담도 박중원 박사는 암이 심각했기 때문에 병원에서 재발을 막기 위해 항암 치료를 권유했을 것이고, 일종의 단도리라고 설명했다. 항암 치료를 받지 않았기 때문에 반드시 재발이 된다는 것도 아니다. 그렇다고 항암 치료를 받지 않았는데도 완치됐다고 맹신할 수도 없다.

문제는 현재 의학 기술로 암 재발 가능성 판단이 어렵다는 데 있다. 수술로 끝나는 환자가 있고, 조금이라도 재발 가능성이 남아 있는 환자도 있기 때문에 재발률을 낮출 수 있는 확률을 가지고 항암 치료를 권하는 것이다.

항암 치료를 꼭 받아야 하는 환자와 받지 않아도 되는 환자가 섞여 있을 것이다. 의사들이 그걸 미리 알 수 없다. 따라서 암 전문의들은 최대한 생존확률을 높일 수 있는 방법으로서 항암 치료에 찬성하는 것이다.

암 재발 방지를 위한 길

한편, 갑론을박을 지켜본 태초 먹거리 학교의 이계호 교수는 병원 치료와 회복 관리가 구분되지 않고 생각되고 있다는 걸 지적했다.

"암 치료는 절대 수술이 끝이 아니다. 병원 치료 후 관리가 더 중요하다."

표준 치료는 전문 의료진에게 맡기고 수술 후의 건강 관리에 힘써야 한다는 말이다. 국제 암 협회에서 암 요인을 흡연 30%, 음식 35%로 보고 있다. 수술 후에는 식습관과 생활 습관의 변화가 반드시 필요하다.

현대 의학에서도 점점 항암 치료는 최소화 하려는 쪽으로 치료 방법이 바뀌고 있다. 따라서 만일 항암 치료를 지나치게 권유하는 경우가 있다면 그것도 문제가 있어 보인다.

항암 치료에 대한 정보들 중 현재가 아닌 과거의 정보인 경우도 있다. 의학 기술은 점점 발달하면서 항암제도 진화하고 있는데 과거의 항암제 부작용이 현재에도 있는 것으로 착각하는 경우도 있다.

정확한 정보를 바탕으로 의사와 상의하고, 자기 병의 상태에 맞는 가장 현명한 방법을 찾아야 할 것이다.

갑론을박 3. 항암 치료 VS 대체요법

① 유방암 환자(35세, 여)

"암에 관한 수많은 정보가 쏟아져 나와서 혼란스럽다. 항암 치료와 민간요법 병행해도 될까?"

② 위암 환자(39세, 직장인)

"암 진단 이후 메가 비타민 요법이나 식이 조절, 유산소 운동을 병행하면서 투병생활을 하고 있는데 8월말 경에 큰 변화 없이 현 상태 유지되고 있다. 앞으로도 이렇게 대체요법으로 암을 치료하려고 한다. 대체요법이 암 치료에 효과가 있을까?"

민감하면서도 중요한 주제다. 암 환자들은 지푸라기라도 잡는 심정으로 여러 가지 좋다는 것을 해보기 마련이다. 효과를 본 사람도 있고, 부작용만 맛본 사람도 있다.

국립암센터의 5대암 전문의들은 민간요법, 건강 식품에 대해 어떻게 생각할까?

의사들은 모두 절대 반대했다. 특히 항암 치료를 받는 동안에 민간요법을 쓰면 민간요법 물질과 항암제 사이에 좋지 않은 상호 작용이 생길 수 있다고 한다.

특히 박중원 간암 전문의는 민간요법이나 생약재를 쓰는 것은 간암 환자를 죽이는 짓이며, 약효는 둘째치고 식물의 독성으로 간에 손상이 간다고 강조했다. 오재환 대장암 전문의는 차라리 종합 비타민과 식초를 조미료 대신 쓰라고 조언했다. 이은숙 유방암 전문의는 가공된 건강 식품을 절대 반대하며, 음식으로 섭취하라고 강조했다. 요즘 모든 풀과 나무가 다 약초인 양 되어 버렸지만 설령 약효가 있다고 검증되었다고 해도 부작용이나 독성은 검증되지 않았음을 지적했다.

그렇다면, 〈엄지의 제왕〉에 출연한 사례자들의 경험은 어떨까?

천연 식초 건강법

곽수영 씨의 아내는 2.5~3cm의 크기의 유방암 진단을 받고 수술을 했다. 또 림프선 전이로 인해 8번의 항암 치료를 했다. 이후 1년간 표적 치료(항암제의 일종으로 암세포만 골라서 죽이는 치료법)도 했다.

항암 치료와 함께 암 발병 이전의 식생활을 완전히 개선해서 면역력을 키우기 위해 천연 발효식초를 꾸준히 복용하고 있다. 4년 반이 지난 현재 병원에 가면 아무 이상이 없다고 한다. 또한, 하루에 1~2시간씩 꾸준히 운동을 했다고 한다.

우선, 이은숙 유방암 전문의는 천연 식초는 차치하고, 치료 이후 투병 생활과 관리가 아주 잘 되고 있다고 평가했다. 채소도 많이 먹는 등

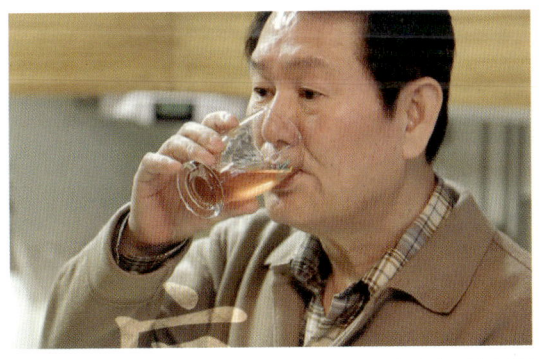

▶ 직접 연구하고 제조한 천연 식초로 유방암 3기 아내를 살린 곽수영 씨

식생활 개선이 치료에 도움을 주었으며 규칙적인 운동을 통해 잘 관리 된 상태라는 것이다.

다만, 위암 전문의 김영우 박사는 식초가 면역력 향상에 도움이 되는지 검증이 되었는지 질문을 던졌다. 이 질문에 태초 먹거리 학교의 이계호 교수는 발효의 원리를 통해 설명했다.

"당분이 발효되면 알코올이 되고 알코올이 발효되서 식초가 되는 것이 자연적인 현상이다. 술을 한 잔 마셔도 몸에 들어오면 식초로 변한다."

천연 발효식초는 일반 식초에 비해 아미노산, 유기산 등 수십가지의

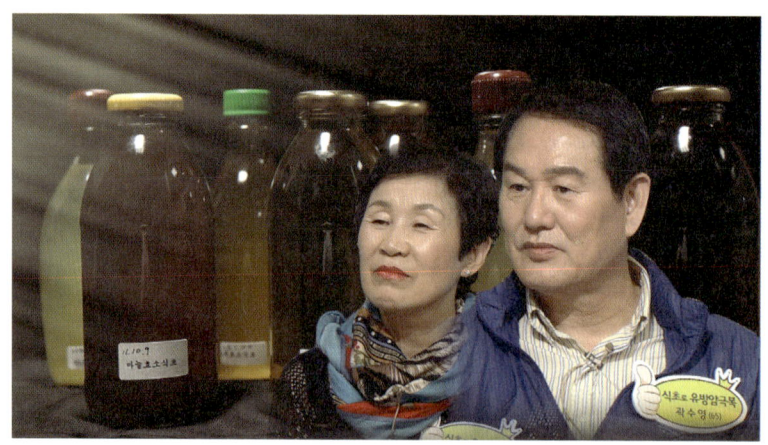

▶ 식초로 유방암을 극복한 사례자

산 성분과 풍부한 미네랄을 함유하고 있어 건강에 도움이 된다.

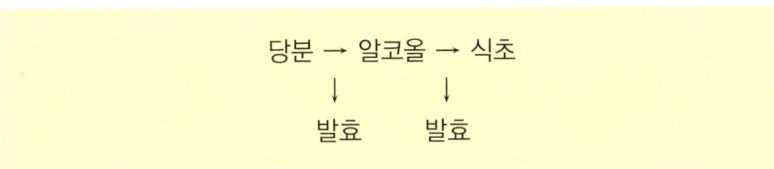

당분 → 알코올 → 식초
   ↓   ↓
  발효   발효

곽수영 씨의 천연 식초를 이용한 대체요법은 식초 자체의 기능성보다는 원재료가 되는 곡물과 과일과 채소에 들어 있는 피토케미컬의 효능이라는 것이다.

피토케미컬은 식물 속에 자연적으로 함유된 것으로 암 예방, 항산화 작용 효과가 탁월하다고 알려진 영양소이다. 이 피토케미컬을 장기

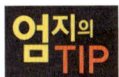

곽수영 씨의 천연 식초 복용법

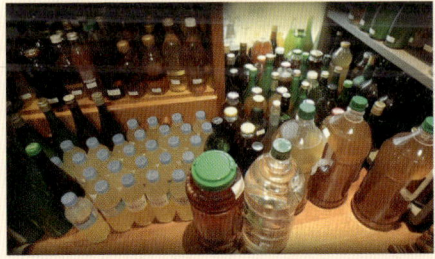

여러 가지 곡물을 천연으로 초산 발효시켜 만든 식초, 70여 가지를 물 1리터 정도와 희석해서 음료수처럼 먹고 있다.

간 보관하여 먹을 수 있는 방법으로 발효를 이용한 식초 제조 방법이 효과적이란 것이다. 만약 매실을 1년 뒤까지 먹고자 한다면 식초로 제조해서 먹는 방법이 좋다는 뜻이다. 포도 속에 들어 있는 안토시아닌을 장기적으로 먹을 수 있는 방법도 알코올로 발효시켜 식초로 먹는 것이다.

그러자 천연 발효 식초에 피토케미컬이 들어 있다는 과학적인 입증 근거가 있는지 의사의 반론이 이어졌다.

엄지의 TIP

선식도 씹어서 먹자!

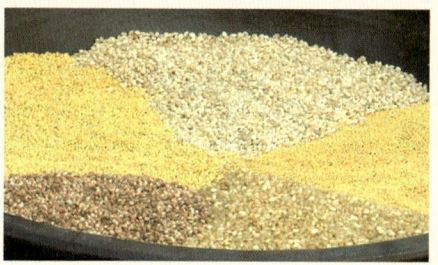

선식이나 미숫가루, 생식등은 곡물을 가루로 만들어 액체에 타먹는다. 그러나 주성분인 곡류는 탄수화물을 소화하기 위해서는 씹을 때 생성되는 소화효소인 아밀라아제가 필요하다. 아밀라아제는 침과 췌장의 일부에서밖에 나오지 않는다. 그냥 삼킨 곡류는 장에 부담을 많이 준다. 선식도 씹어서 먹어야 소화가 잘 된다.
예로부터 소식다저(小食多咀)라고 하신 조상의 지혜를 새겨야 한다.

대장암 전문의 오재환 박사는 초산 발효를 통한 식초를 먹어도 몸에 해롭진 않을 것이지만, 소수의 사람이 경험한 효능만으로 보편적으로 치료에 도움이 되었다고 평가할 수는 없다고 지적했다.

위암 전문의 김영우 박사도 한 가지 음식을 장복하는 것의 위험성을 지적했다. 환자 중에 선식을 하루 2끼씩 10년간 복용했더니 암이 세 군데가 생긴 경우가 있었다. 몸에 좋은 음식도 균형과 조화가 이루어져야 이로운 것이다.

무염식 건강법

암은 염분이 없으면 자라지 않는다는 믿음으로 3년 동안 무염식으로 식이요법을 한 유익현 씨. 무염식 한 달만에 폐에 있던 암세포가 사라졌다고 한다.

또한, 긍정적인 마인드가 중요하다고 생각해, 오곡죽을 150~200번씩 씹고 웃으면서 먹고, 경쾌한 음악을 틀어놓고, 장단을 두드리며 지냈다고 한다.

약을 먹을 때도 항상 감사하는 마음으로 하루에도 10번 이상 웃고, 간에도 혹사시켜서 미안하다고 잘 살아보자는 마음으로 매 순간 살아 있음을 감사하며 긍정적인 마음으로 살려고 노력했다.

이에 대해 위암 전문의 김영우 박사는 무염식이 간경변증이나 합병

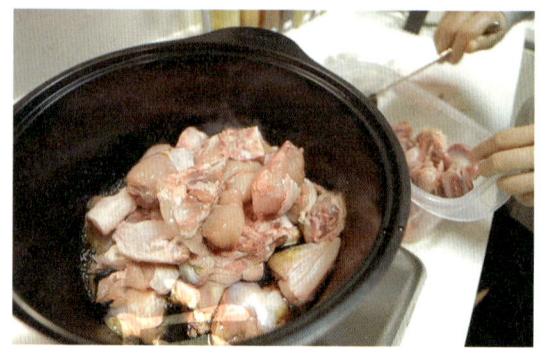

▶ 무염식 요리 장면

증을 막는 데는 분명히 효과가 있는 만큼 애초 간암의 원인인 간경변증의 합병증을 막는 데 도움을 주었을 것으로 판단했다. 또한 긍정적인 마인드로 꼭꼭 씹어 먹고 컨디션을 조절하는 투병 자세도 훌륭하다고 했다.

그러나 무염식이 회복에 일부 도움을 준 것이지, 암 치료에 직접적인 도움이 된 것은 아니라고 다시 한번 확인을 했다.

즉, 색전술과 방사선 치료라는 기본 표준 치료 위에 식이요법을 병행했기 때문에 성공했다는 판단이었다.

발효액 건강법

다발성 암으로 4군데의 장기를 동시에 절제한 유애옥 씨는 장기가 없다 보니까 수시로 저혈당이 찾아와서 보조 식품이라고 생각되는 여러 가지를 만들어 수시로 먹고 다닌다. 특히 발효액을 보조 식품으로

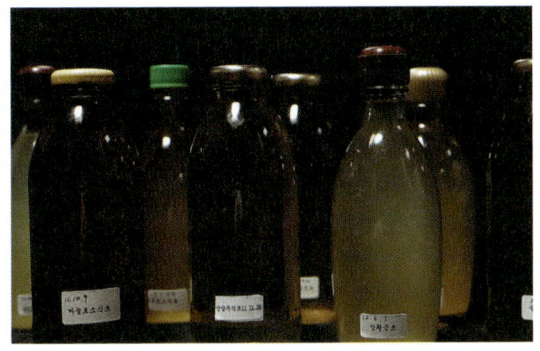

▶ 장기가 없어서 오는 저혈당을 발효액으로 극복하면서 투병하는
유애옥 씨

섭취하며 긍정적인 마음으로 항암 치료를 잘 견뎌냈다.

유애옥 씨의 경험담을 듣고 위암 전문의 김영우 박사는 오히려 발효
액을 끊어볼 것을 권유했다. 장기를 절제한 경우, 덤프 트럭이 모래를
쏟아 붓듯이 음식을 장으로 바로 내려가, 혈관 운동 장애를 일으켜 구
토나 현기증을 유발할 수 있다. 바로, 덤핑 현상이라고 불리는데, 음식
덩어리가 너무 빨리 소장으로 내려가고, 덩어리가 크니까 삼투압 현상
으로 물이 빨리 빠져나가고, 인슐린이 분비되어 저혈당이 일어날 수 있
다고 경고했다.

위 절제를 한 사람은 식습관 개선이 반드시 필요한데 단 음식,
짠 음식, 국이나 찌개를 피하고, 과식과 빨리 먹는 습관을 고쳐야
한다.

발효액을 자주 먹으면 먹을 땐 저혈당이 금방 개선되지만, 몇 시간

지나면 다시 반복되므로, 대신 오래 씹는 식습관을 갖는 것이 훨씬 도움이 될 수 있다고 한다.

부처손 건강법

다발성 암 진단을 받고 직장을 절제한 차민수 씨는 이후 〈동의보감〉이나 〈본초강목〉을 통해 자신의 체질을 파악해 태음인으로 판단을 내리고, 몸에 맞는 걸 찾다가 부처손으로 암을 극복했다. 그러나 무분별한 대체요법이 아니라, 자기 몸에 맞는 걸 찾는 게 중요하다고 생각하기에 〈엄지의 제왕〉 출연 이후 부처손 관련 문의가 쏟아지고 부처손을 보내달라고 하는 사람이 많았지만 한 사람에게도 보내주지 않았다고 한다.

모든 약초가 다 낫는 게 아니라 체질에 맞는 대체요법을 정확히 알

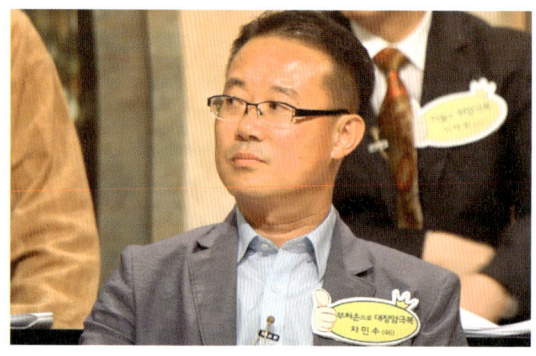

▶ 부처손으로 다발성 암을 극복한 차민수 씨

고 실시해야 도움이 된다는 게 그의 생각이다.

그 생각에 위암 전문의 김영우 박사도 동감을 표시하지만, 몇백 년 전의 〈동의보감〉에서 나눈 사람의 체질이 현대까지 적용되는 것은 무리라는 의견을 내놓았다.

현대 의학이 지향하는 바는 개인 맞춤 의학이다. 그리고 그 근거는 모든 사람은 다 다르다는 데 있다. 모든 사람의 유전체가 다 다르듯이, 모든 암의 유전체도 다 다르고, 그걸 과학적으로 밝히려는 것이 현대 의학의 목표다. 현대 의학은 개인 맞춤 의료를 적용해 더 정확한 질병 예측과 진단과 치료의 시대로 가는 중이다.

모든 암 유전자가 다르듯이 몇 가지 체질로 사람을 나눌 수 없으므로, 체질에 근거한 대체요법도 위험하다는 주장이었다.

또한, 대체요법으로 알려진 다양한 보조식품에도 시대에 따라 유행이 있다는 게 문제다. 몇 년 주기로 인진쑥, 헛개나무, 캄푸리, 부처손 등의 식품이 상업적인 목적으로 유행처럼 회자되고 있어 세심한 주의가 필요하다.

모든 식물은 종족 보존을 위해 생존용 독을 갖고 있다. 생리 활성 물질과 독성분이 공존하고 있다는 것도 사실이다. 오랫동안 먹어서 해가 없는 것이 곡류고, 일부는 약용으로 알려져 있다. 하지만 검증되지 않은 건강 보조제를 먹게 되면 간과 신장(콩팥)이 제일 쉽게 손상받는다. 이는 항암제 치료에 방해가 되고 손해가 된다.

대체요법에 매달리는 암 환자들의 가장 큰 문제점은 과량으로, 고농도를 장기간 복용한다는 점이다. 소량을 식이요법의 의미로 복용하는 것은 식생활 개선에 도움이 될 수 있으나, 고농도로 장기간 복용해선 절대 안 된다.

또한, 가격이 비싸다고 효능이 좋은 것은 아닌데, 쉽게 이에 현혹될 수 있다는 점이 문제다. 예를 들어, 면역력 증강에 효과가 있다는 차가버섯이 고가에 팔리고 있는데, 이 면역력 증강 물질은 표고버섯에도 있다. 함유량이 다를 뿐인데, 가격이 비싼 차가버섯을 좋다고 생각하는 것뿐이다.

발효액이 효소라고 잘못 알려진 것이나, 현미가 좋다고 하니까 소화하기 어려운 현미 찹쌀밥을 장복하는 경우 등 아직까지 오해와 속설 사이에서 정리되지 못한 민간요법 정보들이 무분별하게 흘러넘치는 것도 경계해야 한다.

무분별한 '대체요법 따라 하기'는 위험하다

과학적으로 검증이 되지 않았다고 하더라도 무조건적으로 가치가 없다고 하면 곤란하다는 의견과 보조적인 치료에 불과할 뿐 절대로 대체 치료법이 될 수 없다는 갑론을박 끝에 전문의들과 출연진 모두가 공통적으로 다다른 결론이 있다.

표준 치료 후 일상으로 돌아왔을 때 체력 저하 등의 고통은 환자가 홀로 감당해야 하는데, 표준 치료만 시행하고 올바른 관리가 없다면 암을 절대로 이길 수 없다. 끝까지 낫게 하는 데는 다양한 방법이 동원되야 한다.

대체요법은 그런 관점에서 접근을 하는 것이 맞다. 건강 보조 치료제도 식습관 개선의 차원에서 접근해야 한다는 결론이다.

잘못된 식습관이 오래 지속되면 암의 원인은 물론, 암 재발의 원인이 될 것은 자명하다. 그러나 특정 음식이 암 치료에 도움이 됐다는 무분별한 믿음도 분명 독이 될 것이다.

국립암센터 전문의들이 대체요법으로 알려진 사례들을 경계하는 이유는 분명했다. 치료 다음의 것이 너무 부각이 되고, 대체요법만으로 암을 고친다고 생각하는 것은 옳지 않은데, 실제 그런 사례 때문에 치료 시기를 놓치고 치료를 거부하는 경우를 보기 때문이다. 개인의 경험담을 일반화 하는 것은 절대 피해야 한다.

최근에 해외에서도 서양 의학에서 해결 안 되는 것을 통합 의학이란 커다란 테두리 안에서 해법을 모색하려는 움직임이 많다.

암을 암이 생긴 세포나 장기만을 보지 말고, 통합 의학 테두리 안에서 실시해 치료로서의 안전성을 높여 나가야 한다는 데 의견이 모이는 추세다.

다만 대체요법의 성공 사례를 보고 그걸 다 섞어서 하거나 무분별하게 따라 하는 것은 절대 삼가야 한다. 자신만의 방법을 찾아서 성공한 사람들은 그 각각의 경우에만 적용된 유일한 방법일 뿐이다. 그 방법이 자신에게도 효과가 있으리라는 보장은 없다는 사실을 명심해야 할 것이다.

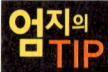

잘못 알려진 민간요법

① 효소는 영양소가 아니라 효소는 영양 성분을 만드는 촉매 역할을 하는 것이다.

효소가 몸에 들어왔다고 몸이 좋아지는 게 아니다. 설탕과 알코올을 이용한 발효액을 효소라고 이름 붙인 경우가 너무 많다. 흔히 효소라고 알려진 것은 발효액, 또는 추출 진액에 불과하다. 또한, 식물과 사람에게 필요한 효소가 다르므로 무분별하게 효소라고 장복하면 곤란하다.

② 현미의 열풍에 현미밥의 섭취 방법에도 잘못된 상식이 넘친다. 현미의 거친 맛 때문에 찹쌀을 첨가하는 사람들이 많다. 그러나 찹쌀 속 아밀로펙틴은 장에서만 소화되므로 과다 섭취시 위장 장애가 생길 수 있다.

분해 속도가 느리기 때문에 찹쌀밥을 먹으면 속이 든든하지만 소화 능력과 상관없이 오히려 현미밥만을 고집하다 나빠진 사람도 많다. 조상들이 정월 대보름 등 특별한 몇몇 경우에만 찹쌀밥을 먹었던 것도 다 이유가 있다.

지금까지 암 치료의 이러한 갑론을박이 팽팽한 까닭은 암 발병 원인과 그 해법이 명쾌하게 밝혀지지 않았기 때문일 것이다. 표준 치료든 대체요법이든 암 치료의 길을 쉽게 찾을 수 있는 방향으로 연구가 진행되어 암 환자들이 희망하는 완치의 길이 열리길 기대한다.

암 재발
어떻게 막을까?

암은 예방과 치료를 넘어 재발을 방지하는 관리를 해야 정복이 가능하다. 신규 암 환자는 계속 증가하는 추세로 십년 전에 약 10만 명이었던 암 환자 수가 불과 십년 만에 두 배로 늘었다는 통계도 있다. 특히, 20대와 30대 초반 환자가 급증한다.

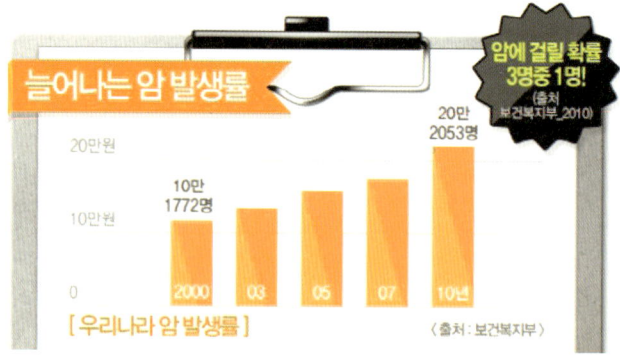

▶ 암 발생률 통계

특히 재발에 대해서는 명확한 통계나 방법이 없다는 것이 현실이다.

〈엄지의 제왕〉에 출연한 사례자 중 암 재발을 경험한 분이 있다. 완치 판정을 받고 십몇 년이 지나니 아팠던 때를 잊고 또 막 살게 되어 재발한 데다, 한번 이겼으니까 또 이길 수 있다고 대수롭지 않게 여겼는데, 진행 속도가 엄청나게 빨라서 놀랐다는 경험담을 털어놓았다.

암은 재발을 막는 사후 관리가 무엇보다 중요하다. 암 재발을 막기 위한 구체적인 관리의 방법을 알아보았다.

위암 치료 후엔 국물을 피하라

암의 상태가 심각할수록 재발률이 높다. 위암 4기의 경우 80~90%가 재발된다. 아직까지 재발을 100% 방지할 수 있는 방법은 없다. 암 재발의 중요한 첫걸음은 체중 관리의 중요성을 깨닫는 일이다. 위암 수술 후 1년간 15Kg 정도 체중 감소가 되는데 1년 쯤 지나면 서서히 늘어난다. 이 때 갑자기 살이 찌면 재발 확률이 확 올라간다. 규칙적인 운동, 균형 잡힌 식사 등 암 예방의 수칙을 철저히 지켜야 한다.

특히 위암 재발을 위해 꼭 지켜야 할 수칙은 국물을 피하라는 것이다.

식사 때 국이나 물을 같이 먹으면 음식물이 장으로 내려가는 속도가 빨라져서 소화에 불리하다. 흔히 먹는 국, 찌개는 소금이 너무 많이 들어있다.

물 마시는 것도 주의해야 한다. 물은 식후 30분~1시간 사이에 마시는 것이 좋다.

간을 쉬게 하라

간암도 재발률이 높은 편이라 간이식을 통한 간암 수술이 아니면 재발률이 상당히 높다.

간암의 재발을 방지하기 위해선 간의 일을 줄여야 한다!

간은 해독의 장기이기 때문에 독성에 예민하다. 절대 피로가 쌓이도록 하면 안 되고 독성이 있는 건강식품, 약초도 절대 금물이다.

체중 증가는 경고 신호

대장암의 경우, 1기 재발률 10%은 2기 재발률 20%, 3기 재발률 30% 정도다. 대장암 4기라는 건 이미 다른 장기로 전이된 경우를 말한다.

대장암 재발을 방지하기 위해 꼭 기억해야 할 것은 체중 관리의 중요성이다. 체중 증가는 암 재발의 경고 신호로 받아들여야 한다. 특히 동물성 지방 섭취와 음주는 절대 금물이다.

금욕은 오히려 재발의 원인

유방암의 경우 운동을 하면 오히려 재발한다는 말이 있는데, 이는 치료 중 운동으로 체온이 올라가면 안 좋기 때문에 그런 말이 나온 것이라고 한다.

또한, 유방암은 수술 후 치료가 잘 되기 때문에 20년 이상 오래 살기 때문에 반대로 재발률이 높다는 말이 나오기도 한다. 유방암은 반대편 유방에서 다시 발견되기도 한다.

유방암 재발 방지를 위해서는 금욕이 오히려 재발의 원인이 될 수 있다는 점을 기억하면 좋겠다. 유방암 환자에게는 남편의 역할이 무척 중요하다. 아내를 정신적, 육체적, 경제적으로 최대한 편하게 하는 것이 치료와 재발 방지에 가장 중요하다.

또한, 치료 후 부부생활이 여성성 상실에 대한 두려움과 우울증을 방지하는 데 아주 큰 도움이 되는 것으로 나타나고 있다.

마스크를 쓰고 다녀라

검진으로도 조기발견 못 한다, 치료도 어렵다, 사망자 수는 제일 많다는 폐암. 알면 알수록 두려운 폐암의 재발률은 어떨까?

폐암은 조기에 치료하더라도 30~40%의 재발률을 보인다. 특히 폐암의 사망 원인은 재발과 큰 관련이 있다.

수술 후 폐암 재발 패턴은 다음과 같다.

1. 수술한 부위에만 국소적으로 재발

2. 수술한 부위와 주변 림프절에 재발

3. 다른 장기로 원격 재발

4. 원격 재발이지만 뇌나 부신에만 국한된 경우로 나타난다.

그렇다면 폐암 재발을 방지하기 위한 절대 수칙은 마스크를 들고 다니라는 것이다. 명확한 재발 원인이 밝혀지지 않은 상태에서 한 가지 유일하게 명확한 것은 바로 담배이다. 금연은 필수, 간접흡연도 피해야 한다. 우리가 모르는 사이에 간접흡연을 하는 경우가 굉장히 많다. 그렇다고 문 걸어 잠그고 살 수도 없다. 마스크를 들고 다니면서 버스정류장 등 간접흡연, 매연이 있는 곳에서는 착용하는 것이 최소한의 방어 방법이다.

또한 공통적으로 암 재발을 막는 가장 큰 4가지는 체중 관리와 금주, 금연, 운동이다. 어느 것 하나 소홀히 해서는 안 된다. 암의 재발을 막기 위한 노력은 평생 계속되어야 한다.

5대 암 예방을 위한 의사들의 선물

암 예방을 위해 국립암센터 5대 암 전문의들이 선물을 한 가지씩 했다. 선물에 담긴 의미를 짚어보며 암 예방의 기본 수칙을 다시 한 번 새겨 보기로 한다.

위암을 예방하는 가장 좋은 방법은 식습관을 바꾸는 것이다. 국과 찌개, 맵고 짠 식단을 쉽게 바꿀 수 없다면 식전에 샐러드 한 접시를 먹는 것으로 위를 코팅한다면 효과를 볼 수 있다. 위 건강에도 좋고, 위암도 예방하는 선물, 바로 샐러드다!

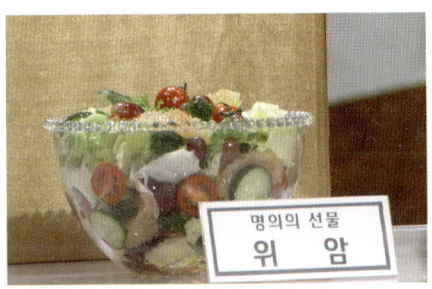

▶ 위암 전문의의 선물 – 샐러드

간암의 원인 중 하나인 C형 간염은 상처를 통해 감염될 수 있다. 손톱깎이, 주사바늘, 칫솔, 면도기 등을 함께 사용할 경우 C형 간염에 감염될 수 있어 가족끼리도 손톱깎이는 반드시 각각 사용해야 한다.

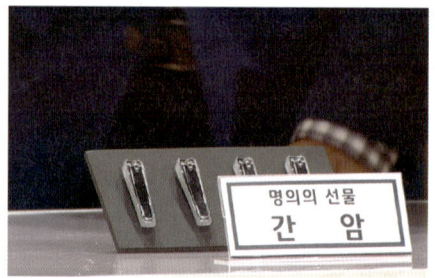

▶ 간암 전문의의 선물 – 손톱깎이

　　대장암 전문의는 운동화를 신고 활기차게 밖으로 나갈 것을 추천한다. 대장암을 예방하는 가장 좋은 방법은 일을 열심히 하고 즐기는 것이다. 많이 움직여 체중관리를 하는 것이 가장 근본적인 예방 방법이다.

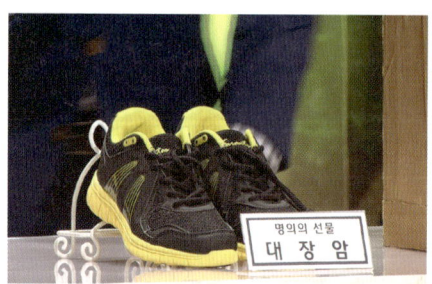

▶ 대장암 전문의의 선물 – 운동화

　　요즘 젊은 여성들이 결혼을 안 하거나 늦게 하고. 또 아이를 안 낳고. 모유수유 안하는 것들이 유방암의 발병률을 높인다. 또, 폐경기 이후 비만이 유방암의 원인이 되므로, 체중 증가는 재발의 원인이 된다. 중

년 여성들이 갱년기 극복을 위해 여성 호르몬제를 복용하는 것도 유방암 위험을 높이는 결과다. 체중 관리와 함께 연령대에 맞는 수칙들을 지켜서 유방암을 예방하자.

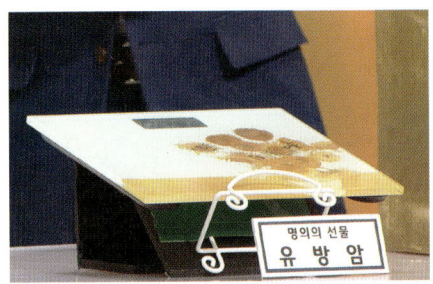

▶ 유방암 전문의의 선물 – 체중계

폐암 발병 원인은 처음도 담배, 마지막도 담배이다. 흡연을 하고 당장 아무런 이상이 없다고 해도 20~30년 뒤 폐암이 발병할 확률이 높다. 폐암 전문의는 지금 당장 금연을 해야 한다는 의미로 가위를 선물했다.

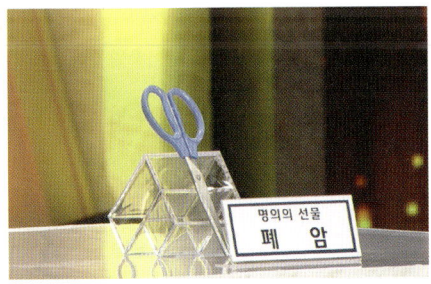

▶ 폐암 전문의의 선물 – 가위

지금까지 암을 예방하는 방법부터 치료 방법과 뜨거운 감자인 대체요법, 재발을 방지하는 수칙까지 알아보았다. 암 예방을 위한 전문의들의 선물처럼 암을 정복하는 길은 어려운 것이 아니다. 식습관과 생활습관의 작은 차이가 건강과 암 정복의 지름길임을 명심해야 하겠다.